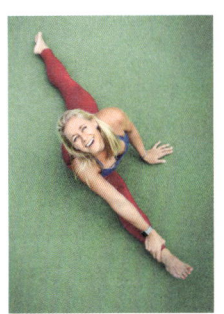

Die Heinemann-Methode
für einen starken Rücken

Nina Heinemann
Fit und schmerzfrei

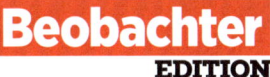

 **Download-Angebot zu diesem Buch**
Unter www.beobachter.ch/fit stehen alle Übungen
aus dem Buch für dich bereit.

Beobachter-Edition
© 2023 Ringier Axel Springer Schweiz AG, Zürich
Alle Rechte vorbehalten
www.beobachter.ch

Herausgeber: Der Schweizerische Beobachter, Zürich
Lektorat: Romana Küpfer, Rieden
Gestaltung, Satz und Illustrationen: fraufederer.ch
Fotos: Hana Jaray
Videos: Sina Albisetti, Fabio Schmid
Herstellung: Bruno Bächtold
Druck: Grafisches Centrum Cuno GmbH & Co. KG, Calbe
ISBN 978-3-03875-482-4

Zufrieden mit den Beobachter-Ratgebern?
Bewerten Sie unsere Ratgeber-Bücher im Shop:
www.beobachter.ch/shop

Mit dem Beobachter online in Kontakt:
 www.facebook.com/beobachtermagazin
 www.twitter.com/BeobachterRat

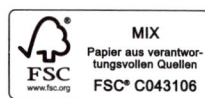

Inhalt

Vorwort 8

Einleitung 10

Modul 1 - Aufwärmen 14
Modul 2 - Aufbau 15
Modul 3 - Abkühlen 16
Ganzkörpertraining 16
Trainingsplan 18
Bevor es losgeht 20

Modul 1 - Aufwärmen 22

Den Körper auf Touren bringen 24
Übungen 26
Jumping-Jacks 26
Skater-Jacks 28
Run-in-Place 30
Scissors 32
Kick-Punches 34
Up-and-down-Punches 36
Side-to-Side 38
Touch-downs 42
Tripping 44
Knees-to-Elbows 46
Shuffles 48
Punching-Balls 50

Kick-Clap **52**
Toe-Tipping **54**

Modul 2 - Aufbau 56

Kraft und Ausdauer trainieren 58
Übungen 62
Plank **62**
Open-close-Jumps **64**
Bird-Dog **66**
Side-Knee-Pull-up **68**
Slow-Mountain-Climber **70**
Jump-Rope **72**
Hip-Bridge **74**
Ski-Jumps **76**
Squat **78**
Quick Punches **80**
Long-Leg-Crunch **82**
High Knees **84**
Warrior-Taps **86**
Down-to-Top-Jumps **88**
Tabletop **90**
Front-Jacks **92**
Crunch **94**
Knee-Pull-and-kick **96**
Sumo-Squat **98**
Heels-to-Butt **100**
Tuck-ins **102**
Dragonflies **104**
Root-Sit **106**
Single-Leg-Front-and-Back-Kick **108**
Push-up **110**
Cross-Punches **114**

Good-Mornings **116**
Cross-Jacks **118**
Balance-Scale **120**
Hands-to-Toes **122**

Modul 3 – Abkühlen 126

Entspannen und regenerieren 128
1-Minute-Flow **130**
Übungen 136
Hamstring (rückwärtiger Oberschenkel) **136**
Lower Back (Lendenwirbelbereich) **138**
Upper Back (Brustwirbelbereich und Schultergürtel) **140**
Arms-and-Shoulders (Arme und Schultern) **142**
Piriformis (tief liegender Gesässmuskel) **144**
Quads (Oberschenkelmuskeln) **148**
Lower Legs (Wadenmuskulatur) **150**

Trainingspläne 154

Trainingsplan Einsteigerinnen und Einsteiger 156
Trainingsplan moderate Sportlerinnen und Sportler 157
Trainingsplan Fortgeschrittene 158

Vorwort

Liebe Leserin, lieber Leser

Als ich gefragt wurde, ob ich das Vorwort zu Nina Heinemanns neuem Buch schreiben möchte, musste ich nicht lange überlegen. Schliesslich begegne ich als Facharzt für Orthopädie und Schmerztherapie tagtäglich in meiner Sprechstunde Patientinnen und Patienten, die mich mit Rückenschmerzen aufsuchen. Einige von ihnen leiden bereits seit vielen Jahren darunter. Der Rückenschmerz, oft als Volkskrankheit Nummer eins beschrieben (8 von 10 Menschen erfahren im Laufe ihres Lebens mindestens eine Episode mit starken Rückenschmerzen), kann vielfältige Ursachen haben. Das reicht von «rein muskulär» bis zu strukturellen Veränderungen, beispielsweise durch Arthrosen oder Bandscheibenschäden. Die Behandlungen, die wir Ärztinnen und Ärzte, aber auch Physiotherapeutinnen und Physiotherapeuten anbieten können, sind häufig nur symptomatische Therapien – oder nennen wir sie mal «Türöffner-Therapien».

So sind beispielsweise kleinere und grössere Eingriffe, die ich mehrmals wöchentlich anbiete, nie die Lösung für das eigentliche Grundproblem. Sie schaffen jedoch die Möglichkeit, relativ schmerzfrei an der Problementstehung zu arbeiten. Genau dieses Arbeiten am eigentlichen Problem ist für uns im Alltag teilweise recht schwer umsetzbar. Braucht es das Fitnessabonnement, den Coach, ein festes Programm? «Das lässt sich in meinem Alltag nicht umsetzen!», höre ich immer wieder. So haben wir doch alle Ausreden genug, um eben gerade nicht am Problem arbeiten zu müssen. Es braucht Eigenmotivation und die Selbstverantwortung jeder und jedes Einzelnen, um eine Veränderung anzustossen.

Insofern darf ich Ihnen erst einmal zurufen: «Herzlichen Glückwunsch!» Sie halten ein Buch in den Händen, das Sie in Richtung

Eigenmotivation und Selbstverantwortung einen grossen Schritt weiterbringt und zusätzlich dafür sorgt, dass Sie sich mit gesunden Bewegungen und regelmässigem Training das lästige Problem des Rückenschmerzes vom Hals schaffen können. Und das Ganze auch noch zu Hause, unterwegs, bei der Arbeit, wo immer Sie möchten. Das individuell gestaltete Programm enthält Übungen für jeden Fitnesslevel und genaue Anweisungen, wie die Bewegungen korrekt ausgeführt und die häufigsten Trainingsfehler vermieden werden. Dabei werden Sie nicht nur Ihre Rückenmuskulatur trainieren, sondern dank des dynamischen Ganzkörpertrainings auch weitere Muskeln aufbauen und Ihre gesamte Körperhaltung nachhaltig verbessern. Sodass Sie zukünftig Rückenschmerzen schon vor ihrer Entstehung entgegenwirken können - und ich Sie hoffentlich nie bei mir in der Sprechstunde begrüssen werde.

Ich darf Sie ermutigen, am Ball zu bleiben und Ihre zunehmende Beweglichkeit und Schmerzfreiheit zu geniessen.

Danke, Nina, für dieses tolle Buch!

Christian Gauss
Facharzt für Orthopädie und Schmerztherapie
Oktober 2023

Einleitung

Rückenschmerzen sind die Volkskrankheit Nummer eins! Nicht umsonst heisst es heute «Sitzen ist das neue Rauchen». Vermutlich hast auch du in deinem Alltag mit Rückenschmerzen zu kämpfen, sonst würdest du wohl dieses Buch nicht lesen. Vielleicht möchtest du aber auch vorsorglich deine Rückenmuskulatur stärken und deine Körperhaltung verbessern. So oder so freue ich mich, dass du dir die Zeit nimmst, dich mit deinem Körper ein wenig intensiver zu beschäftigen und deinem Rücken etwas Gutes zu tun.

Mein Name ist Nina Heinemann und ich arbeite seit über zehn Jahren als Personal Trainerin mit Schmerzpatientinnen und Schmerzpatienten im Bereich Rückenoptimierung. Mithilfe dieses Buches wirst du es schaffen, deine Körperhaltung zu verbessern, beweglicher zu werden und dich fitter zu fühlen. Ich möchte dir darüber hinaus wieder Vertrauen in deinen Körper schenken.

Leider muss ich dich bereits zu Beginn enttäuschen - mit Lesen allein wirst du deiner Schmerzen nicht Herr oder Frau. Die zweite schlechte Nachricht schicke ich gleich hinterher, damit keine falschen Erwartungen entstehen: Einen Beachbody, wie ihn viele Influencerinnen und Influencer mit Sätzen wie «In 28 Tagen den Stoffwechsel austricksen» versprechen, wirst du von meinem Programm in absehbarer Zeit auch nicht bekommen - solche Versprechen sind unseriös und schlichtweg nicht machbar, wenn du dich nicht Vollzeit mit deinem Körper beschäftigst. Und selbst dann bräuchtest du sehr viel Zeit, Ehrgeiz und eine hohe Frustrationsgrenze.

In meinem Buch geht es deshalb nicht darum, Gewicht zu verlieren, also «schnell zur Wunschfigur» zu gelangen oder «fit in 30 Tagen» zu werden, sondern das Ziel ist es, deinen Körper besser kennenzulernen, sich mit ihm zu beschäftigen und durch konsequentes Training schmerzfrei zu werden oder zumindest deutlich weniger Schmerzen zu verspüren.

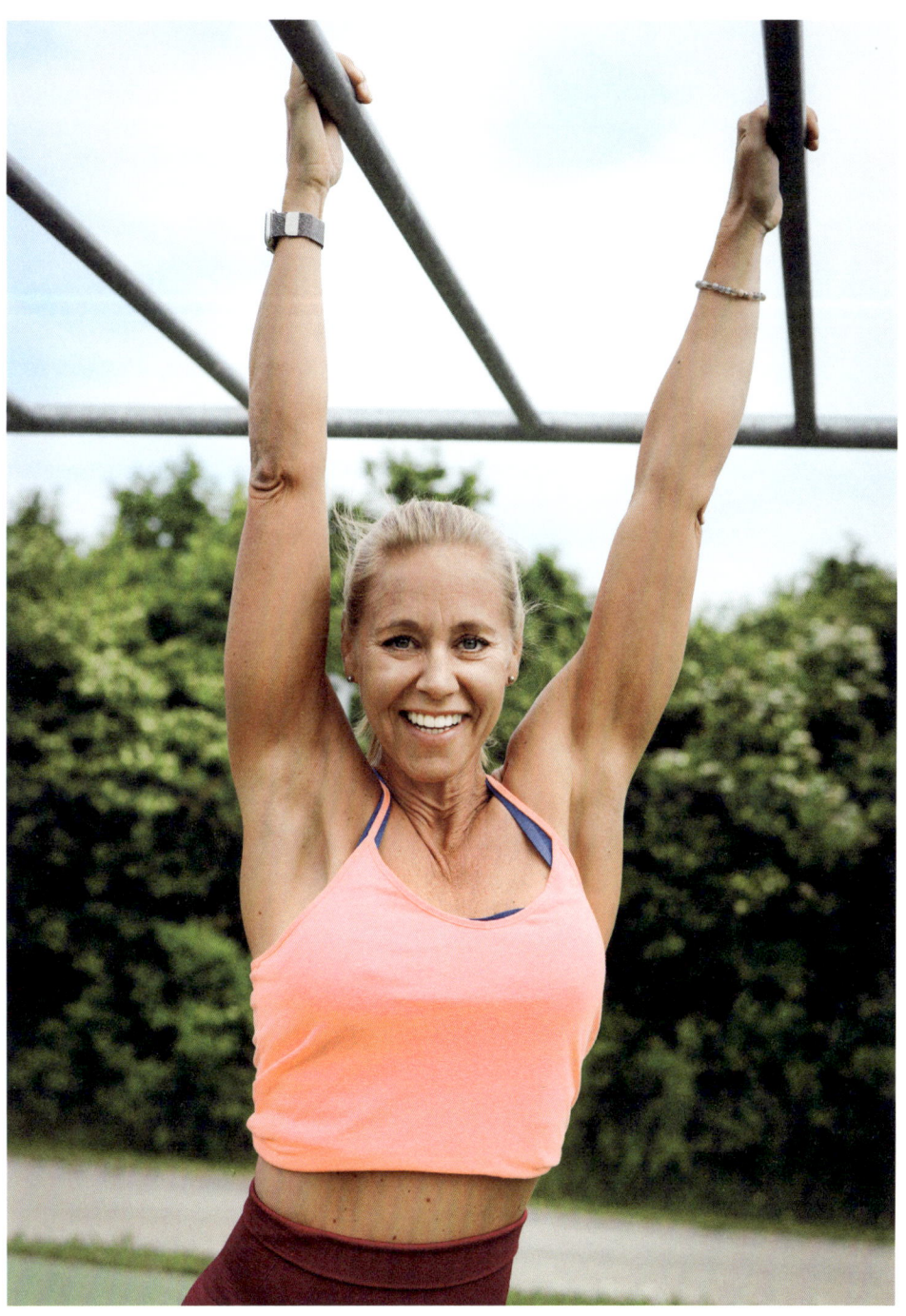

Vielen Menschen ist nicht bewusst, dass sie aufgrund von Fehlansteuerung und falschen Bewegungen den Körper zusätzlich belasten und damit Rückenschmerzen verursachen. Zu Fehlansteuerungen zählen zum Beispiel Schonhaltungen oder Ausweichbewegungen, die man sich im Laufe der Jahre angewöhnt hat und im schlimmsten Fall dann zu Fehlhaltungen führen. Fehlansteuerung heisst vereinfacht formuliert, dass man die falschen Muskeln oder gar Gelenke oder Knochen für eine Bewegung einsetzt. Zum Beispiel beim Bücken: Viele beugen sich einfach aus der Hüfte hinunter und belasten damit Wirbelsäule und Knie. Meist werden dann bei akuten Rückenschmerzen nur die Symptome mittels Schmerzmittel gelindert. Dadurch entsteht ein Teufelskreis, der nur schwer zu durchbrechen ist. Als zweiter erschwerender Faktor kommt hinzu, dass die Faszien, also das Bindegewebe, das die Muskeln durchzieht und umgibt, durch hohe Anspannung (Muskeltonus) und Stress sehr häufig verkleben und dadurch zusätzliche Schmerzen auslösen. Falls du mehr über die Funktion der Faszien erfahren möchtest, findest du auf den Seiten 124, 128 und 129 einen kleinen Exkurs dazu.

Wenn du unter chronischen Rückenschmerzen oder gar einem Bandscheibenvorfall leidest, beginne langsam und vorsichtig – und besprich dich mit deiner Ärztin oder deinem Therapeuten, bevor du mit dem Training loslegst. Mache keine Sprünge und keine ruckartigen Bewegungen, bevor du nicht Herr oder Frau deiner Übungsausführung bist.

Den ersten Schritt hin zu einer Verbesserung hast du bereits getan, indem du dir vorgenommen hast, etwas für dein Wohlbefinden zu tun. Und auf diesem Weg möchte ich dich begleiten. Lass es uns gemeinsam anpacken!

Wenn du Freude an meinen Übungen findest, motiviert bist und regelmässig trainierst, wirst du irgendwann dein Trainingsniveau erhöhen können und bemerken, dass du fitter, ausdauernder und schmerzfrei(er) bist.

Die «Heinemann-Methode» ist einfach und trotzdem effizient – jede und jeder kann sie überall befolgen, ob Profi, Hobbysportlerin oder Schmerzpatient, denn für die Übungen werden keinerlei Geräte benötigt! Hast du dir bereits konkrete Ziele vorgenommen, die du erreichen möchtest?

Mein Trainingsprogramm ermöglicht dir, dass du

1. schmerzfrei(er) wirst,
2. deinen Körper besser kennenlernst,
3. weisst, was die Schmerzen verursacht hat,
4. aktiv gegen die Schmerzen arbeiten kannst,
5. bewusster lebst und dich gerne bewegst.

Dabei trainierst du nur mit deinem eigenen Körpergewicht! Allenfalls benötigst du als einziges Hilfsmittel eine Faszienrolle für die Entspannung und Regeneration am Schluss.

Viele der Übungen, die ich dir in diesem Buch zeige, kennst du vielleicht bereits oder du hast zumindest schon einmal von ihnen gehört. Aber weisst du auch, wie man sie richtig ausführt? Es ist mir ein grosses Anliegen, dass du die Bewegungen und Übungen bewusst ausführst und dich immer wieder darauf konzentrierst, worauf es bei jeder einzelnen Übung ankommt und was dein Körper gerade tut.

Bei jeder Übung findest du deshalb einen QR-Code, mit dem du zu einem Video gelangst. Dort erkläre ich dir die Übungen nochmals im Bewegtbild.

Hast du schon einmal von der klassischen Innenrotation gehört? Warum klassisch? Weil es heute schon fast normal ist, dass wir Menschen innenrotiert – also nach vorn gebeugt – sitzen oder stehen. Dabei dehnen wir konstant die Nackenmuskulatur und geben der Brustmuskulatur so die Information, dass sie sich nicht mehr vollständig aufdehnen muss, da, wenn sie sowieso die ganze Zeit «zusammengedrückt» wird, ihre gesamte Länge ja eigentlich nicht mehr benötigt wird. Ähnlich wie beim unteren Rücken sind der Aufbau der Nackenmuskulatur und die Dehnung der Brustmuskeln wichtig für eine Verbesserung der Körperhaltung.

In meinen Trainings verzichte ich bewusst auf reine beziehungsweise isolierte Rückenübungen, denn nur die Verknüpfungen von Bewegungen sind gewinnbringend. Für einen starken Rücken müssen wir den gesamten Körper trainieren. Das Zusammenspiel zwischen den Muskeln muss passen. Zudem wollen wir gemeinsam

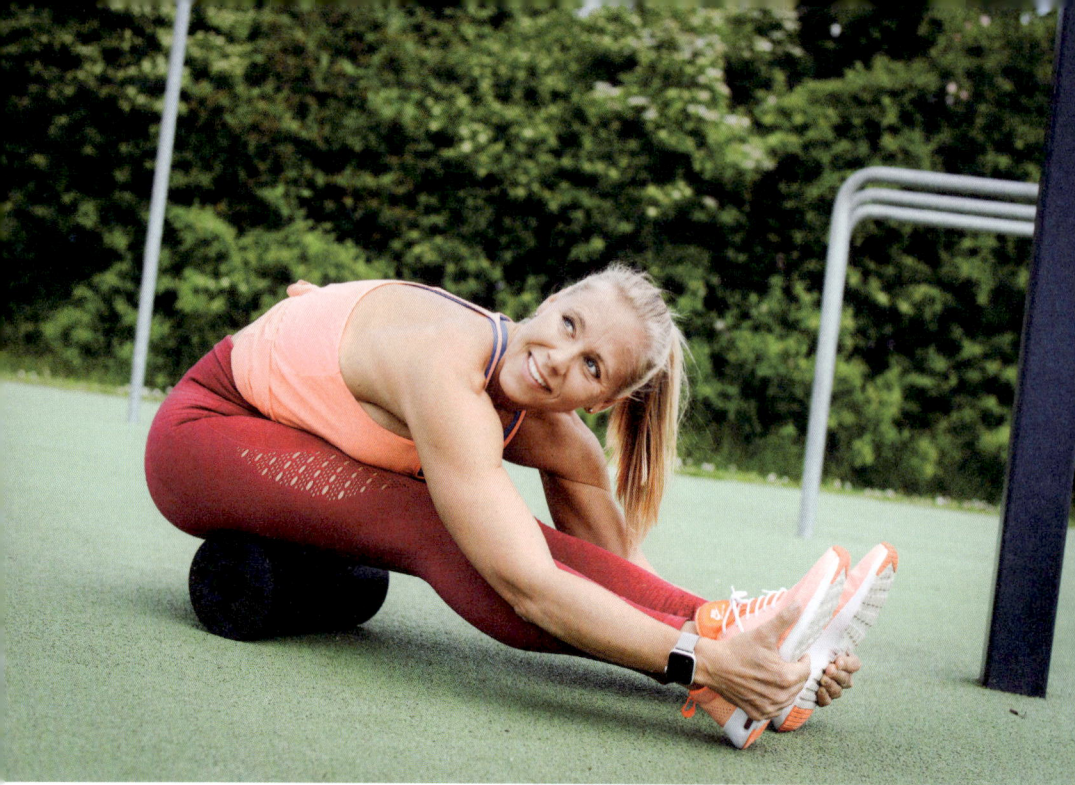

wieder Spass an jeder Bewegung haben, und ich möchte dir zeigen, dass du im Prinzip jede Bewegung machen kannst und solltest.

Das Programm ist in drei aufeinanderfolgende Module gegliedert. Du kannst es flexibel an deinen persönlichen Zeitplan anpassen.

Die klassische Aufbereitung der Übungen ist vom Schwierigkeitsgrad her immer in moderater Weise beschrieben. Das heisst, es gibt für Anfängerinnen und Anfänger immer auch eine einfachere und für Fortgeschrittene eine fordernde Variante. Du wirst sicherlich schnell merken, welches Niveau deinem Trainingsstand entspricht.

Modul 1 - Aufwärmen

Die Aufwärm- oder Mobilitätsphase ist wichtig, um die Gelenke geschmeidiger und gleitfähiger zu machen. Für diesen Teil benötigst du nur etwa 2-3 Minuten Zeit, du darfst ihn aber nach Lust und Laune verlängern.

Zum Aufwärmen eignen sich in der Regel Ganzkörperübungen zur Erhöhung der Herzfrequenz, am besten mit den Armen über dem Kopf. Dadurch fliesst das Blut schneller und der Puls steigt. Man nennt diese Übungen Kardio- oder Ausdauerübungen. Klassische Aufwärmübungen sind zum Beispiel:

- **Jumping-Jacks**
- **Open-close-Jumps**
- **Skater-Jacks**
- **Knees-to-Elbows**

Du kannst dir selbst 2-3 Übungen aussuchen oder auch chronologisch den Vorschlägen im Buch folgen. Ganz wie es dir am besten gefällt. Jede Übung solltest du mindestens 30 Sekunden ausführen.

Modul 2 - Aufbau

In der Aufbauphase koppeln wir im «HIIT-Stil» immer eine Kraftübung mit einer Ausdauerübung. HIIT steht für High Intensity Interval Training. Diese Einheit sollte die meiste Zeit deines Trainings in Anspruch nehmen. Hier ist Konzentration und Ansteuerung gefragt. Unter Ansteuerung versteht man die richtige Nutzung des jeweiligen Muskels für die Übung. Daher erkläre ich auch immer konkret, mit welchem Muskel wir gerade arbeiten.

Ziel ist es, die Rumpfmuskulatur zu stärken und den Rücken zu stabilisieren. Dazu müssen wir lernen, die Anspannung im richtigen Muskel zu halten und in den umliegenden Muskeln zu stützen. Vor allem sollten wir keine Ausweichbewegung machen und keine Schonhaltung einnehmen.

Jeder Muskelaufbau ist mit etwas Mühe verbunden, weil unser Körper uns immer wieder signalisiert, dass er eigentlich jetzt gerade lieber aus dieser Position herausmöchte. Egal ob es eine gesunde oder ungesunde Anspannung ist. Daher ist es wichtig, sich bewusst zu machen, mit welchen Muskeln wir gerade arbeiten und wo wir allenfalls in eine Ausweichbewegung abdriften.

Aber keine Angst. Ich lasse dich dabei nicht allein. Die Übungen sind so konzipiert, dass du nicht schon nur beim Anschauen des Bildes Schweissperlen auf der Stirn bekommst. Du kannst jede Übung an deinen momentanen Trainingsstand anpassen, sodass du dich wohlfühlst und du die Intensität im Lauf des Trainings steigern kannst.

Jede Übung solltest du mindestens 30 Sekunden durchführen. Suche dir am besten 4-6 Übungen aus und mache diese jeweils 30 Sekunden mit 15-20 Sekunden Pause dazwischen. Das Ganze wiederholst du nun 3-4-mal.

Modul 3 - Abkühlen

Dieses Modul wird auch Regenerationsphase genannt und dient der Entspannung. Hier bringen wir unseren Puls wieder in den Normalbereich, werden uns nochmals unserer Atmung bewusst und bearbeiten das myofasziale System. «Myo» steht für Muskel und «faszial» bezieht sich auf die Faszien, also auf das Bindegewebe. Je nach Zeit und Musse kannst du dich länger oder kürzer damit aufhalten.

Bevor du jetzt loslegst, solltest du für dein Training ein Zeitintervall festlegen, das du Stück für Stück, sagen wir alle 4-6 Wochen, steigern solltest. Zudem wäre es sinnvoll, mindestens 2-mal in der Woche ein kurzes Workout zu machen, um erkennbare Fortschritte zu erzielen.

Die Zeitintervalle der einzelnen Übungen sollten 30 Sekunden nicht unterschreiten und kontinuierlich gesteigert werden. Ab dem Zeitpunkt, wo es dir leicht fällt, eine Übung 60 Sekunden lang auszuführen, solltest du die Intensität steigern. Geh dann beispielsweise von der moderaten Weise zur fordernden über.

Ganzkörpertraining

Das alleinige Kräftigen der Rückenmuskeln reicht leider nicht aus, um eine stabile Haltung zu erlangen. Der Rumpf ist mit all seinen Anteilen - Rücken, Bauch, Brust, Schultern und Hüfte - wichtig für ein rückenschmerzfreies Leben.

Mantras
Folgende wichtige Dinge solltest du bei jeder Übung im Kopf behalten. Sie sind meine (und jetzt auch deine) Mantras:

- Hüfte vor (dadurch solltest du schon die erste Anspannung im Bauch spüren)
- Schultern bleiben tief – so weit weg von den Ohren wie möglich
- Bauch aktiv anspannen
- gleichmässig atmen!
- Knie zeigen nach aussen
- Fersen belasten – nicht die Knie
- Brustbein rausstrecken
- aufrecht stehen

Für einen starken Rücken sind zum Beispiel gute Bauchmuskeln essenziell. Rücken und Bauch spielen jeweils zusammen und sollten auf keinen Fall getrennt voneinander betrachtet werden!

Die Beine und Arme sind ebenfalls von grosser Bedeutung bei der schmerzfreien Lebensweise. Denk nur mal darüber nach, wie schwierig das Aufstehen vom Stuhl ist, wenn du Rückenschmerzen hast. Da erweisen sich starke Beine und eine gute Ansteuerung als sehr hilfreich.

Der Körper besteht zudem nicht nur aus den grossen, bekannten Muskeln, sondern auch aus einer Vielzahl von kleinsten Haltemuskeln. Diese sind verantwortlich für die Körperhaltung und können nur trainiert werden, wenn du bewusst mit ihnen arbeitest und den Haltemuskeln die so wichtige Aufmerksamkeit gibst (Propriozeption). Auf einem Bein stehen oder Gleichgewichtsübungen sind klassische Propriozeptionsübungen zur Verbesserung der Körperhaltung.

Beim Zusammenstellen deines Trainings wird dir immer wieder auffallen, dass ich Anweisungen wie «Hüfte vor», «Bauch anspannen», «Schultern aktiv runterdrücken» oder «Zehenspitzen nach aussen» fast schon «mantraähnlich» wiederhole. Denn nur wenn du dir immer wieder ins Gedächtnis rufst, worauf du zu achten hast, wird die korrekte Ausführung irgendwann zur Gewohnheit.

Trainingsplan

Die Vorbereitung ist das A und O. Du brauchst einen Plan. Und dieser Plan sollte von allen drei Modulen, die ich dir im Buch vorstelle, Elemente enthalten. Als Richtwert kannst du folgenden Zeitplan übernehmen:

Einsteigerinnen und Einsteiger:

2-5 unterschiedliche Übungen aus Modul 1 (einfache Variante)
ohne Pause, pro Übung mindestens 30 Sekunden
anschliessend kurze Pause (ca. 20 Sekunden)

4-8 unterschiedliche Übungen aus Modul 2 (einfache Variante)
pro Übung mindestens 30 Sekunden
jeweils 15-20 Sekunden Pause zwischen den Übungen
mindestens 2 Durchgänge, allenfalls 3 Durchgänge

2-3 Übungen aus Modul 3 (einfache, moderate oder fordernde Variante) bevorzugt solltest du diejenigen Muskelbereiche lockern, die du zuvor trainiert hast
1-Minute-Flow

Moderate Sportlerinnen und Sportler:

3-6 unterschiedliche Übungen aus Modul 1
ohne Pause, pro Übung mindestens 30 Sekunden
anschliessend 20 Sekunden Pause

4-8 unterschiedliche Übungen aus Modul 2
pro Übung mindestens 40 Sekunden
jeweils 15 Sekunden Pause zwischen den Übungen
4 Durchgänge

2-3 Übungen aus Modul 3 in deiner bevorzugten Zeit
und in denjenigen Muskelbereichen, die du zuvor trainiert hast
1-Minute-Flow

Fortgeschrittene:

6-8 unterschiedliche Übungen aus Modul 1 (fordernde Variante)
ohne Pause, pro Übung mindestens 30 Sekunden
anschliessend 20 Sekunden Pause

6-8 unterschiedliche Übungen aus Modul 2 (fordernde Variante)
pro Übung mindestens 45 Sekunden
15 Sekunden Pause zwischen den Übungen
4 Durchgänge

4-6 Übungen aus Modul 3 (fordernde oder moderate Variante)
1-Minute-Flow

Um dir den Einstieg ins Training zu erleichtern, habe ich dir am Ende des Buches 3 fixfertige Trainingspläne erstellt, die du gern übernehmen kannst. So kannst du direkt mit den ersten Übungen beginnen!

Bevor es losgeht

Lass uns noch kurz über das Thema Atmung sprechen! Die Atmung kann dir bei vielen Übungen helfen – dazu musst du sie nur richtig einsetzen:

- atme gleichmässig und nicht stossend
- versuche, wann immer es geht, dann auszuatmen, wenn die Anspannung am grössten ist, also wenn du mit aller Kraft arbeitest
- vermeide es in jedem Fall, die Luft anzuhalten!

Nun kann es mit dem Training losgehen. Lege dir dazu folgende Dinge bereit:

1. Matte oder Handtuch
2. Wasserflasche
3. Stoppuhr oder Handy mit Countdown-App
4. allenfalls eine Faszienrolle
5. wenn du magst, Musik

Spieglein an der Wand
Ein Spiegel hilft enorm bei der Kontrolle der eigenen Körperhaltung. Nicht nur deshalb sind die meisten Fitnessstudios im Freihantelbereich überall mit Spiegeln ausgestattet. Die Selbstkontrolle ist ein wichtiger Faktor bei meiner Methode und soll dir helfen, deine Ausführungen zu justieren und zu verbessern. Ich empfehle dir deshalb, vor allem zu Beginn des Trainings die Übungen vor einem Spiegel auszuführen.

Ich wünsche dir viel Freude und Erfolg beim Trainieren!

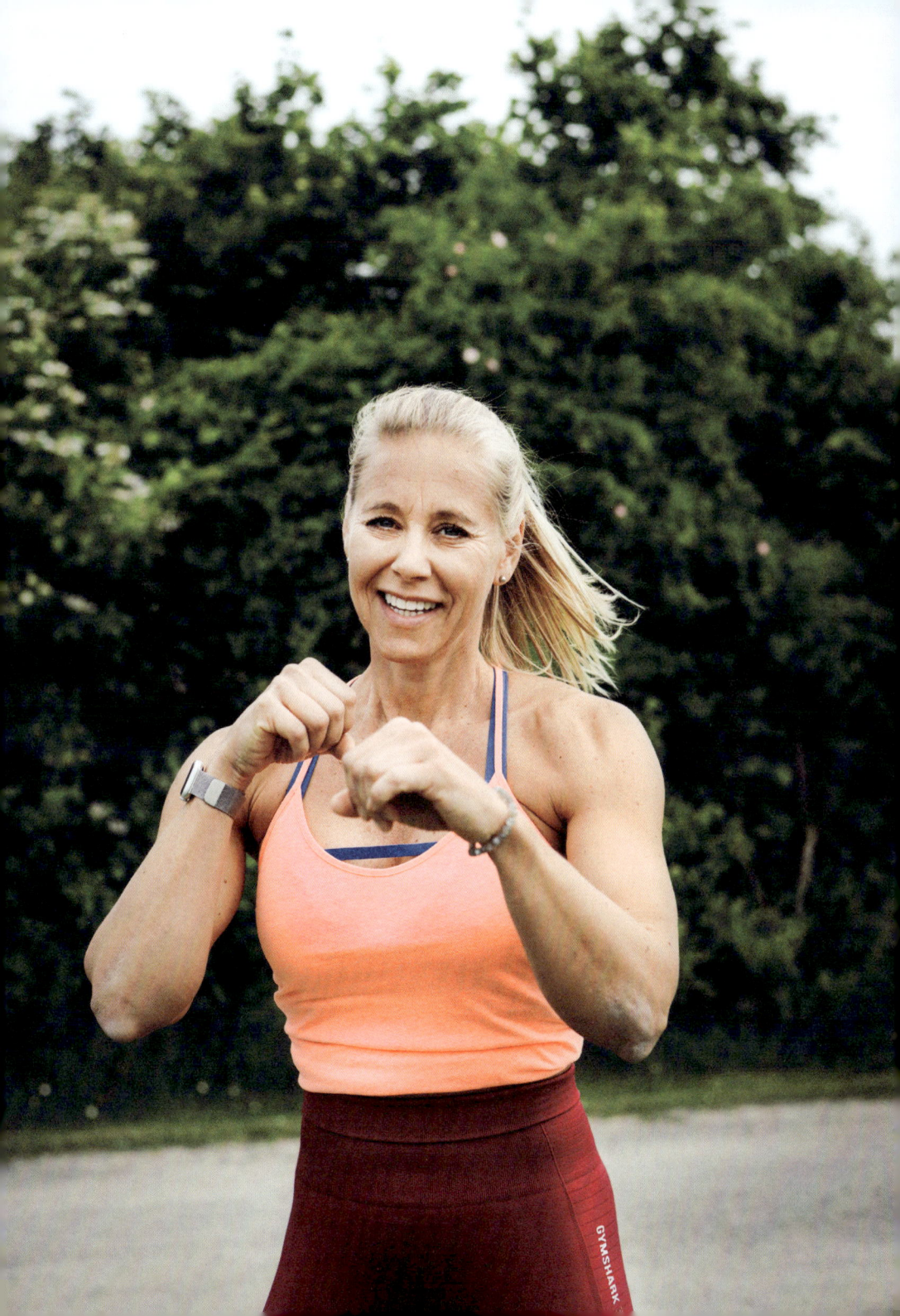

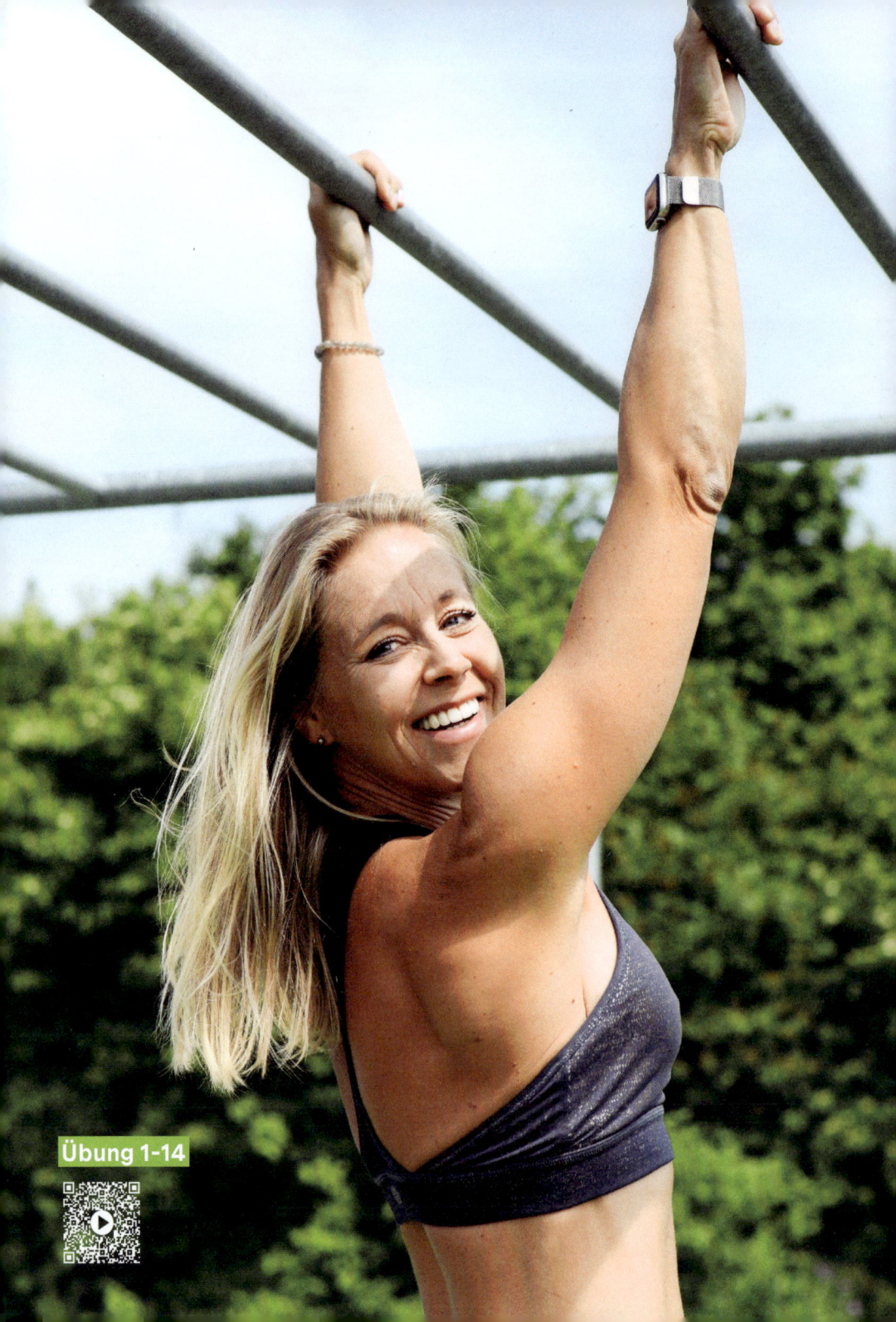
Übung 1-14

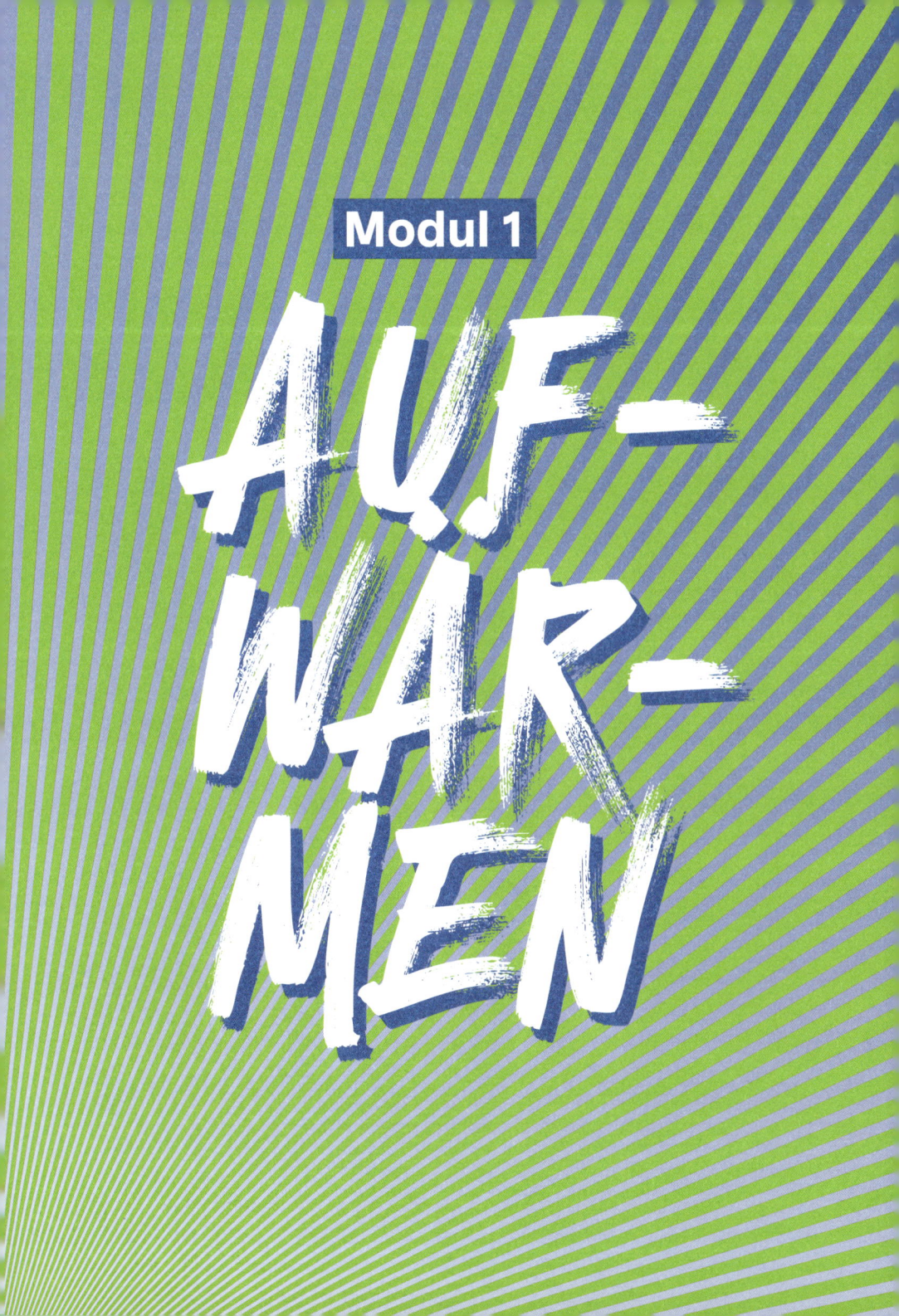

DEN KÖRPER AUF TOUREN BRINGEN

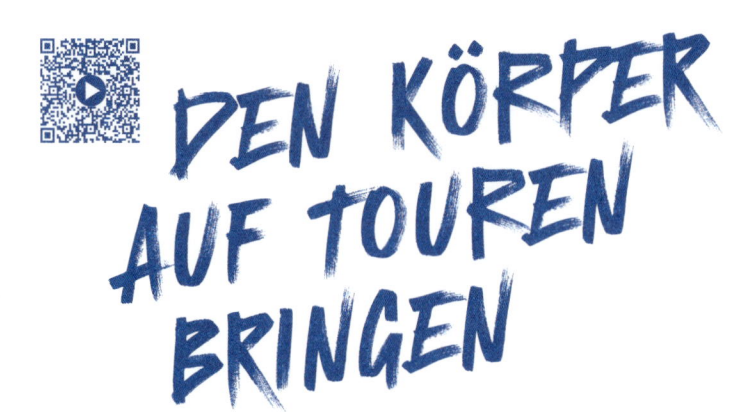

Warum sollen wir uns überhaupt aufwärmen? Der Begriff ist vielleicht etwas irreführend, denn es geht vor allem darum, unsere Gelenke auf die Belastung vorzubereiten. Das heisst, wir versuchen einen besonders grossen Bewegungsradius aufzubauen und somit die Gelenkflüssigkeit geschmeidiger zu machen, sodass die Gelenke besser und für uns angenehmer funktionieren. Das erreichen wir, wenn uns durch Bewegung warm wird. Durch die höhere Körpertemperatur fliesst unser Blut schneller und ist somit dünnflüssiger. Das klingt theoretisch, ist es aber gar nicht. Denn je dünnflüssiger unsere (Gelenks-)Flüssigkeiten im Körper, desto einfacher sind sie zu bewegen. Hinzu kommt, dass wir damit auch das Verletzungsrisiko deutlich verringern.

In diesem Kapitel findest du also viele Übungen zum Aufwärmen. Entscheide dich für mindestens 3, die du zu Beginn des Trainings machst. Ich empfehle dir, diese immer mal wieder zu wechseln, damit es dir nicht langweilig wird.

Jede Übung solltest du 30 Sekunden ausführen. Suche dir also einige Übungen aus und deine Aufwärmphase von 2–3 Minuten ist schon fertig.

Denk dran, dass du versuchen solltest, dich stets ein bisschen zu fordern. Daher ist es wichtig, dass du dein Training ohne Ablenkung durchführst. Wenn es dir schwerfällt, dich selbst zu motivieren, hast du immer die Möglichkeit, dir die dazugehörenden Videos anzuschauen – da geht es gleich viel leichter!

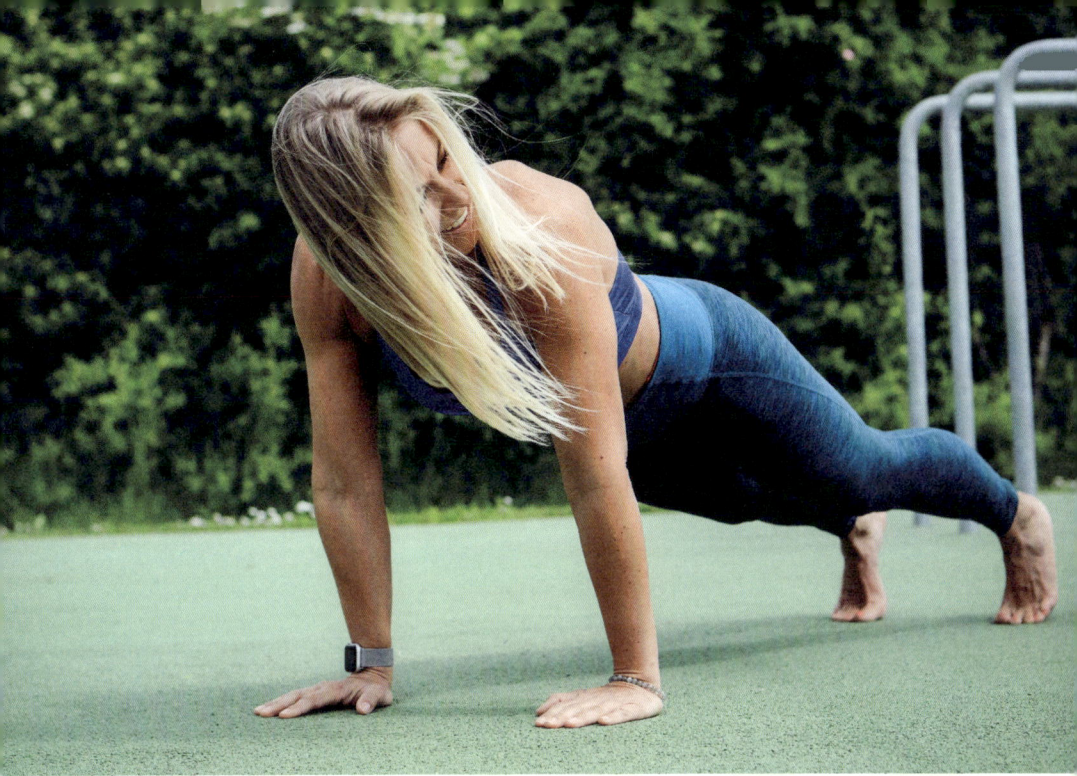

Diese erste Trainingsphase könnte zum Beispiel wie folgt aussehen:

Einsteigerinnen und Einsteiger:
2-5 unterschiedliche Übungen (einfache Variante)
ohne Pause, pro Übung mindestens 30 Sekunden
anschliessend kurze Pause
(ca. 20 Sekunden)

Moderate Sportlerinnen und Sportler:
3-6 unterschiedliche Übungen
ohne Pause, pro Übung mindestens 30 Sekunden
anschliessend 20 Sekunden Pause

Fortgeschrittene:
6-8 unterschiedliche Übungen (fordernde Variante)
ohne Pause, pro Übung mindestens 30 Sekunden
anschliessend 20 Sekunden Pause

Starte jetzt mit dem Aufwärmen…

JUMPING-JACKS

ACHTUNG
- kein Hohlkreuz
- schwerfälliges Springen unbedingt vermeiden
- Knie nicht nach innen ausweichen lassen

Übung 1

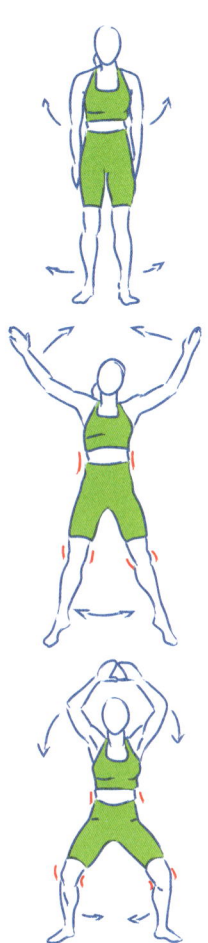

1. hüftbreiter Stand
2. Knie und Zehenspitzen zeigen nach aussen (sie sollten in Richtung der kleinen Zehen zeigen)
3. Hüfte vor, kein Hohlkreuz
4. Bauch ist leicht angespannt, sodass das Becken auch wirklich vorn bleibt
5. jetzt in die offene Grätsche springen, dabei auf den Vorderfüssen bleiben
6. Arme gehen über den Kopf und treffen sich oben (halbe Strecke gilt nicht!)
7. Sprung wird vom Fussgelenk abgefedert (weich landen)
8. zurück in die Ausgangsposition springen und die Arme runternehmen
9. das Ganze wiederholen
10. gleichmässig atmen

Einfach
- anstatt zu springen, werden die Jacks gelaufen
- alle weiteren Anweisungen gelten wie beim gesprungenen Jack
- diese Variante schont die Gelenke und hat vor allem weniger (negativen) Einfluss auf den unteren Rückenbereich

Fordernd
- anstatt nur locker zu springen, gespannte Sprünge rein auf den Vorderfüssen absolvieren

Schultern runter, Hände rauf
Die Arme sollten beim Hampelmann ohne Zuhilfenahme der Schultern nach oben gehen. Da die Übung deine Beweglichkeit fördert, sollte das Zusammenführen der Hände über dem Kopf definitiv bei jeder Variante dabei sein.

SKATER-JACKS

Übung 2

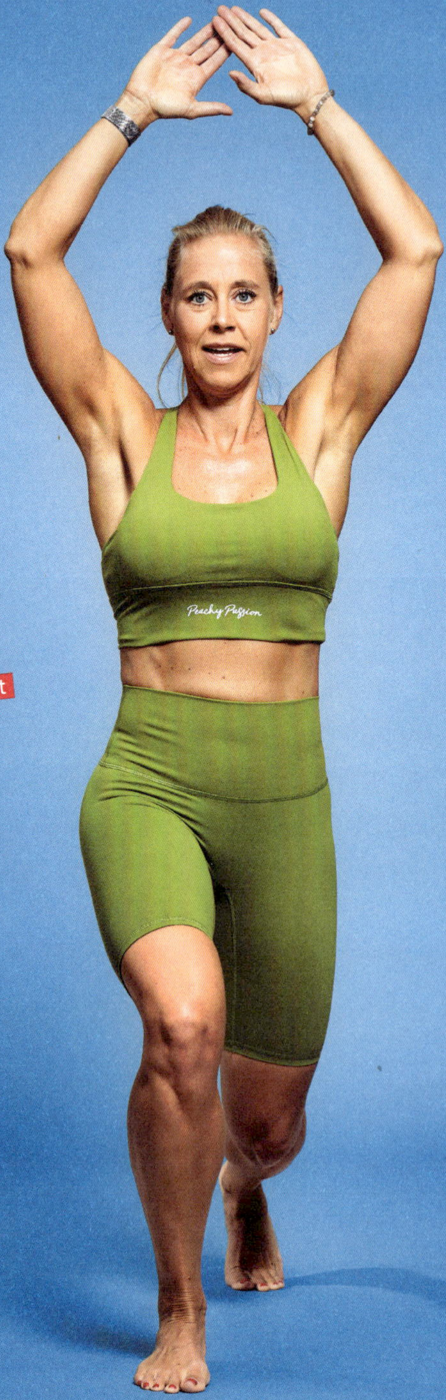

ACHTUNG
- kein Hohlkreuz
- Knie zeigen nicht nach innen

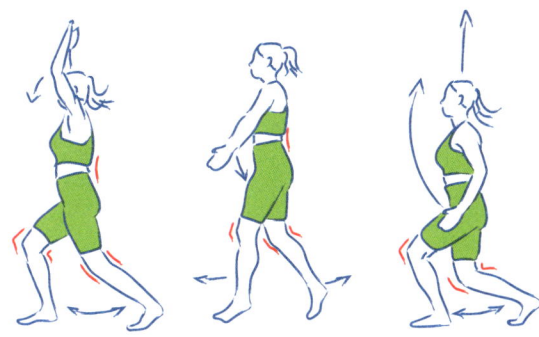

1 hüftbreiter Stand wie beim Jumping-Jack

2 Beine gehen anstatt zur Seite nach vorn, dabei Knie leicht nach aussen drehen, um zu viel Druck auf das Innenknie zu vermeiden

3 Arme gehen über den Kopf

4 Hüfte ist vorgeschoben, somit werden die Bauchmuskeln aktiviert

5 Schultern bleiben tief

6 vor und zurück springen und gleichzeitig Arme jeweils rauf- und runternehmen

7 gleichmässig atmen

Einfach
- Beine laufen vor und zurück, anstatt zu springen

Fordernd
- gespannte Sprünge

Jack hat den Jumping-Jack erfunden

Wusstest du, dass der Name Jumping-Jack wohl auf Jack LaLanne zurückzuführen ist? Er war der erste bekannte Fitnessguru und Erfinder zahlreicher Geräte und Programme. Die weiteren Übungsvarianten der Jacks kamen allerdings erst später hinzu.

Übung 3

RUN-IN-PLACE

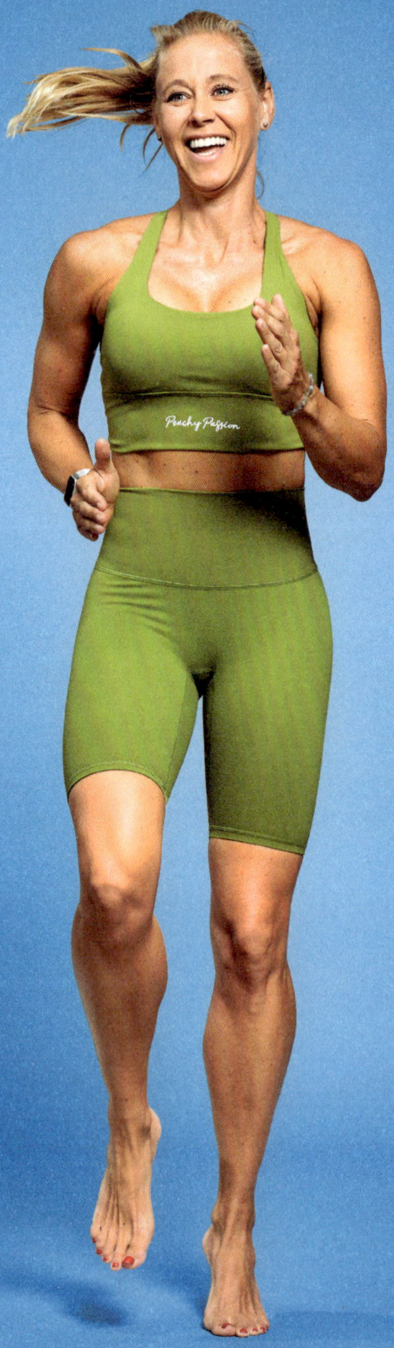

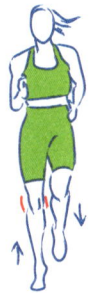
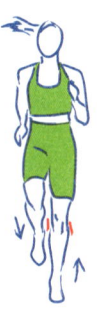

1. hüftbreiter Stand
2. auf der Stelle rennen
3. Gewicht ist auf dem Vorderfuss
4. Hüfte vor
5. Bauch ist angespannt
6. Schultern bleiben tief
7. Federung über die Fussgelenke
8. leise laufen und dabei abfedern
9. Arme gehen aus der Schulter vor und zurück («Eisenbahnbewegung»)
10. gleichmässig atmen

Einfach
- Füsse verlassen den Boden nicht
- Fersen heben ab, aber Zehenspitzen bleiben am Boden
- alternativ langsam laufen
- Arme bleiben locker angewinkelt neben dem Rumpf

Fordernd
- je schneller, desto anstrengender
- Arme ziehen sehr weit nach hinten
- Arme boxen nach oben oder nach vorne

Auf leisen Sohlen
Je leiser wir uns bewegen, desto gesünder ist es für unseren Körper. Lautes Aufkommen und schwerfälliges Hüpfen belasten die Gelenke.

Übung 4

SCISSORS

ACHTUNG
- kein Hohlkreuz
- Knie zeigen nach aussen oder nach vorn, nicht nach innen

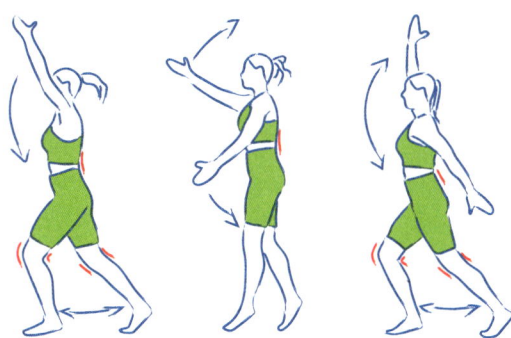

1 Scherenschritt

2 hüftbreiter Stand

3 Arme und Beine gehen wie eine Schere vor und zurück

4 Arme und Hände sind gestreckt, Beine sind ganz leicht gebeugt

5 Arme und Beine wie eine Schere diagonal vor und zurück bewegen

6 Handflächen zeigen zueinander

7 gleichmässig atmen

Die korrekte Ausführung ist hier besonders wichtig, da beim Vor-und-zurück-Springen die Knie gern nach innen gehen. Deshalb kann es hilfreich sein, die Übung vor einem Spiegel auszuführen.

Einfach
- Beine laufen vor und zurück, anstatt zu springen
- Arme schwingen eher, als dass sie geführt hoch- und runtergehen

Fordernd
- Beine und Arme sind auf Vollspannung
- Füsse federn sehr stark ab, dadurch entsteht ein sogenannter «Rückfederungseffekt»

Übung 5

KICK-PUNCHES

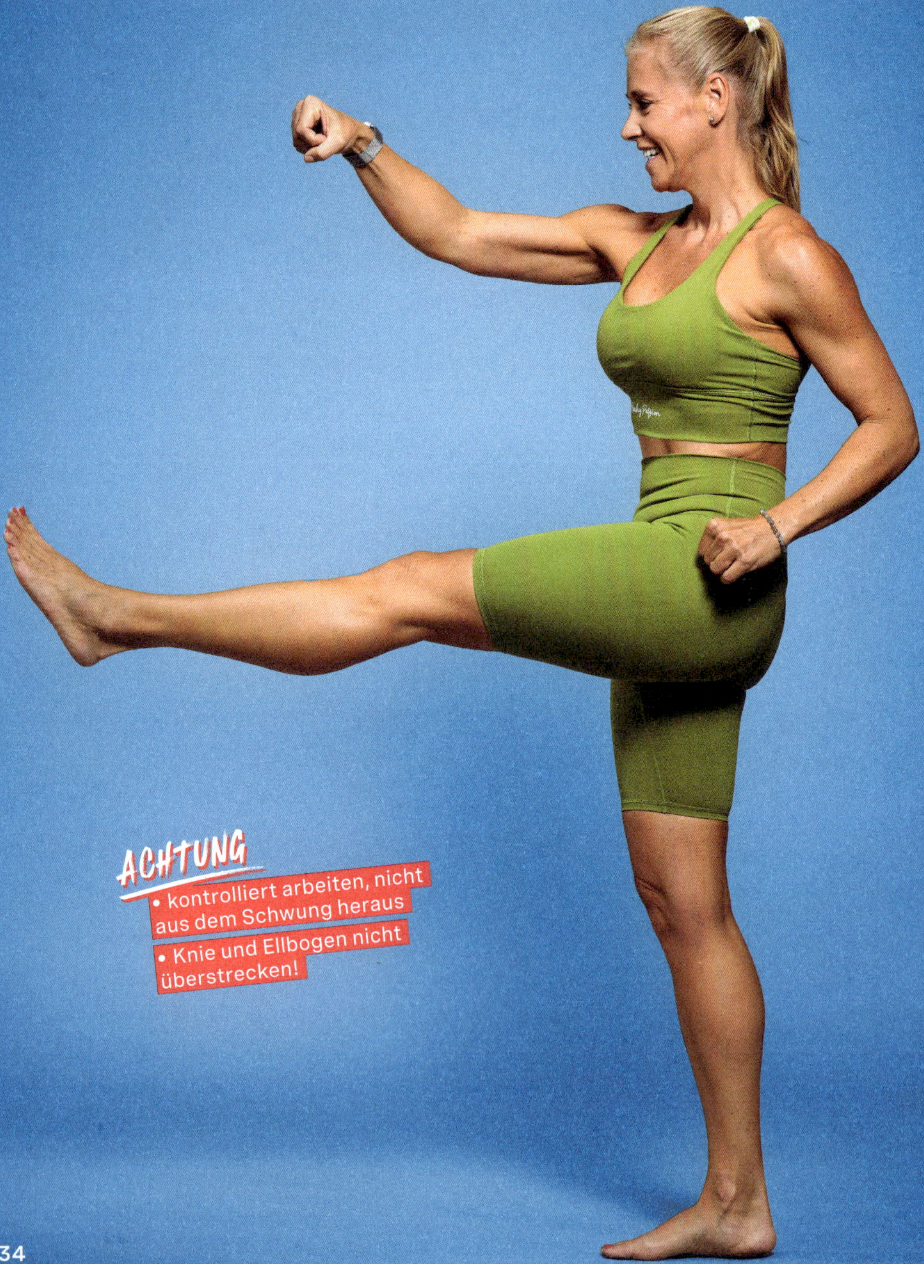

ACHTUNG
- kontrolliert arbeiten, nicht aus dem Schwung heraus
- Knie und Ellbogen nicht überstrecken!

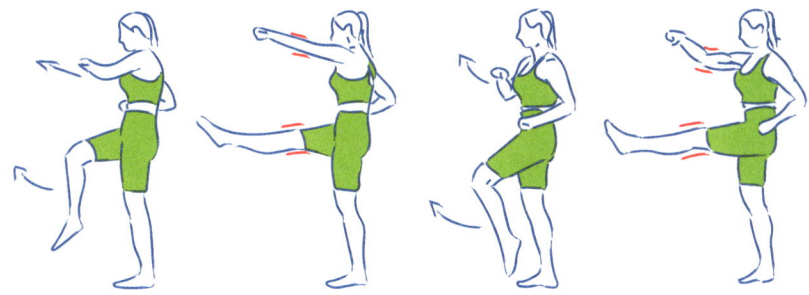

1 hüftbreiter Stand

2 diagonales Kicken und Frontalboxen (rechter Arm und linkes Bein und umgekehrt)

3 jeweils Arme und Beine wechseln: rechtes Bein kickt, linker Arm boxt, anschliessend linkes Bein kickt, rechter Arm boxt

4 Standbein hüpft oder wippt dabei

5 Punch wird mit Kraft ausgeführt – so als wolltest du tatsächlich jemanden boxen

6 Knie des Standbeins zeigt leicht nach aussen

7 anderes Bein kickt, als wenn du einen Ball wegschiessen möchtest

8 Faust schnellt auf Schulterhöhe nach vorn

9 gleichmässig atmen

Einfach
- ohne springen, sondern nur kicken und boxen

Fordernd
- Bein hoch kicken und nach oben boxen

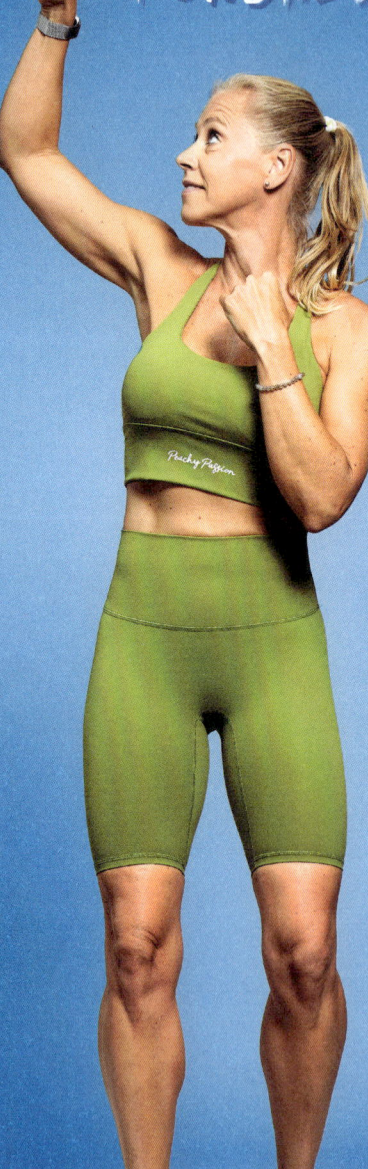

Übung 6

UP-AND-DOWN-PUNCHES

ACHTUNG
- kein Hohlkreuz
- «Schwungboxen» ohne Kontrolle vermeiden
- Arme nicht mit Schwung strecken

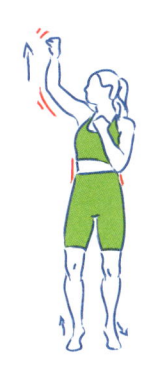

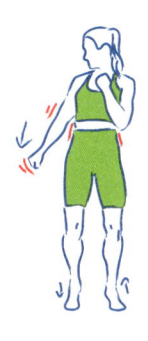

1 stabiler Stand, Knie leicht gebeugt

2 linke Faust schützt mit starkem und gestrecktem Handgelenk das Kinn

3 rechte Faust boxt hinter der eigenen Silhouette hoch und runter

4 rechter Fuss steht leicht aussenrotiert

5 Hüfte vor

6 Beine trippeln, ohne die Ferse aufzusetzen

7 Bauch ist angespannt

8 Atmung kontrollieren

9 nach 8 Zählzeiten auf die andere Seite wechseln

10 gleichmässig atmen

Einfach
- halber Takt - langsam rauf und runter boxen
- weiter vorn boxen (vor der Silhouette)
- langsam trippeln

Fordernd
- möglichst weit hinter der Silhouette boxen, ohne den Körper zu drehen
- schnelle Trippelschritte mit erhöhter Körperspannung

Übung 7

SIDE-TO-SIDE

ACHTUNG
- Schultern nicht hochziehen
- Ellbogen sollten auf Höhe der Schultern bleiben
- schwerfällige Sprünge vermeiden

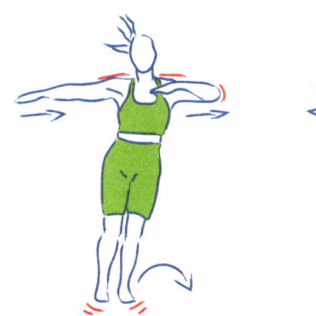

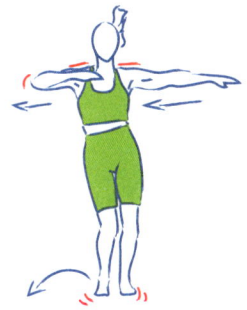

1 lockerer Stand

2 Ellbogen sind auf Höhe der Schultern

3 ein Arm zeigt gestreckt nach aussen, einer ist angewinkelt

4 seitlich springen, «wedeln» wie beim Skifahren

5 Arme dabei abwechselnd anwinkeln und wieder strecken, als ob du eine Theke abwischen würdest

6 Bauch gespannt halten

7 Hüfte vor

8 gleichmässig atmen

Einfach
- aus dem Wedeln wird ein Übersetzen, Füsse heben nicht vom Boden ab

Fordernd
- Füsse springen mit Elan kontrolliert von links nach rechts
- Tempo erhöhen

Jetzt hast du bereits einige meiner liebsten Aufwärm- und Mobilitätsübungen kennengelernt. Dabei ist dir wahrscheinlich aufgefallen, dass es immer wieder heisst «Hüfte vor, Bauch anspannen». Zu Beginn ist das gar nicht so leicht und ich weiss aus Erfahrung, dass du dich schwertust, diese Anweisung unentwegt zu befolgen. Aber glaube mir, es ist wichtig, dass du dir das wieder und wieder ins Gedächtnis rufst. Denn nur so verknüpfst du Haltung mit Schmerzfreiheit und guter Ansteuerung. Ich verspreche dir, das Durchhalten lohnt sich. «It's a long way, but it's worth it.»

Ich stelle dir nun 7 weitere Übungen vor, damit du mehr Möglichkeiten hast, das Training abwechslungsreich zu gestalten. Darüber hinaus kannst du dir für die Aufwärmsequenzen auch gern aus Modul 2 die jeweiligen Übungen mit den geraden Zahlen (also 2, 4, 6 etc.) aussuchen. Auch dies sind Ausdauer- beziehungsweise Kardioübungen, die zum Mobilisieren ebenso zu gebrauchen sind. Beim täglichen Training hat sich eine Mindestdauer von ca. 7 Minuten für dein Workout bewährt.

Du musst natürlich nicht täglich trainieren, aber ich empfehle dir, für ein optimales Ergebnis mindestens 2-mal pro Woche ein Training durchzuführen.

Mit der Faszienrolle gegen das «Wohlweh»

Ohne die Muskeln immer wieder zu stimulieren, kommt kein Trainingseffekt zustande, und du bewegst dich zwischen Aufbau, Abbau und Erhalt der Muskulatur.

Wir versuchen also, bestimmte Muskeln, Muskelketten und Bewegungsmuster zu trainieren und dafür andere (allenfalls fehlangesteuerte) Muskeln zu entlasten beziehungsweise aus der Verantwortung zu nehmen.

Das kann jedoch manchmal dazu führen, dass du eine Phase des «Wohlwehs» durchmachst. Das bedeutet, dass die Schmerzen, die auftreten können, aus der Neuansteuerung resultieren. Keine Angst! Das ist ganz normal, der Körper reagiert auf die ungewohnte Ansprache. Daher benutze ich auch bewusst das Wort «Wohlweh». Deine Faszien – das Bindegewebe um die Muskeln und Organe – verkleben an den trainierten Stellen und verursachen den sogenannten Muskel- oder Faszienkater. Daher nehme ich gern zum Abkühlen eine Faszienrolle hinzu, denn diese hilft uns, die verklebten und teilweise leicht gerissenen Faszien wieder zu reparieren und so den Regenerationsprozess zu beschleunigen.

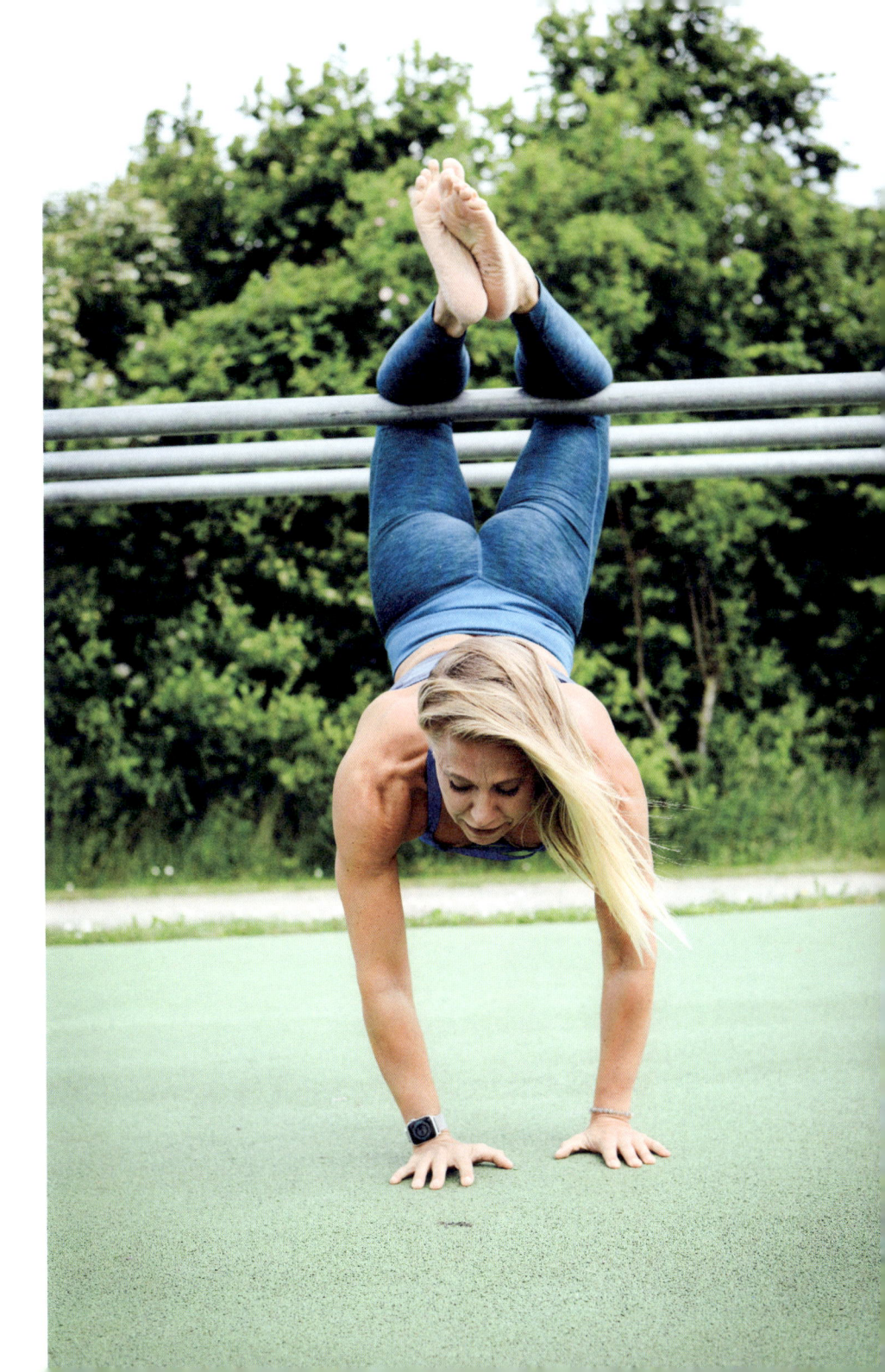

Übung 8

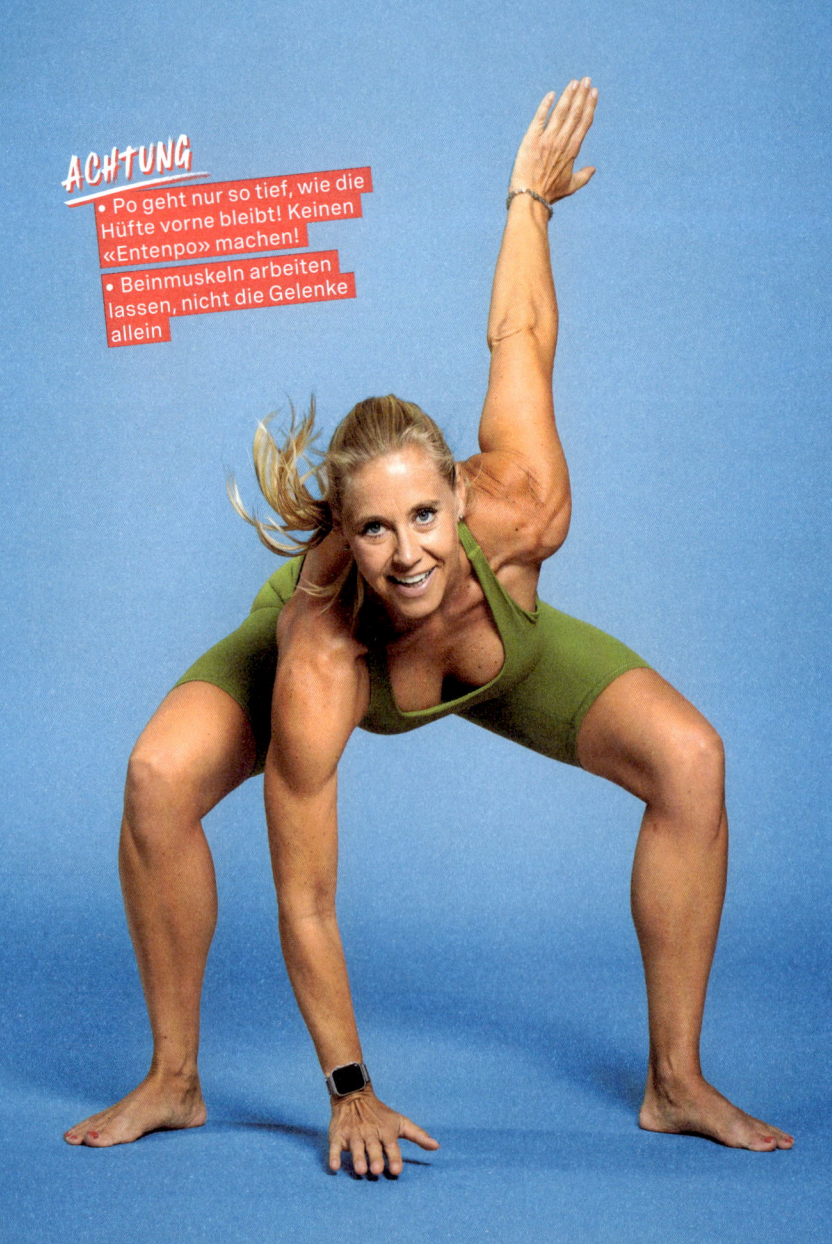

TOUCH-DOWNS

ACHTUNG
- Po geht nur so tief, wie die Hüfte vorne bleibt! Keinen «Entenpo» machen!
- Beinmuskeln arbeiten lassen, nicht die Gelenke allein

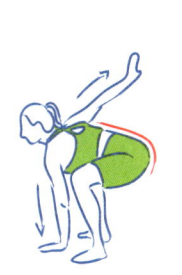

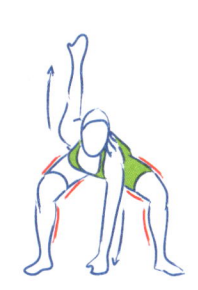

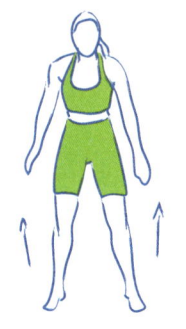

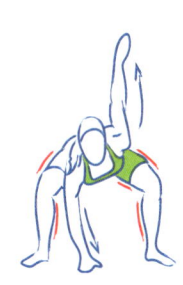

1. offene Grätsche
2. Zehenspitzen zeigen nach aussen
3. Hüfte vor
4. Po nach hinten rausstrecken, Rücken bleibt jedoch gerade
5. abwechselnd den Boden mit den Fingerspitzen der einen Hand berühren
6. aufspringen und aufrichten
7. wieder in die Grätsche springen
8. die andere Hand zu Boden bringen
9. gleichmässig atmen

Einfach
- ohne Springen, Beine laufen auf und zu und nur bei jedem zweiten Mal geht die Hand Richtung Boden

Fordernd
- die flache Hand berührt den Boden, der Rücken bleibt gestreckt
- Po weit nach hinten rausstrecken
- Knie gehen in die weit offene Grätsche

Den Kreislauf in Schwung bringen
Die Auf-und-ab-Bewegung ist wichtig für den Kreislauf und sollte daher bei jeder Variante beibehalten werden.

Übung 9

TRIPPING

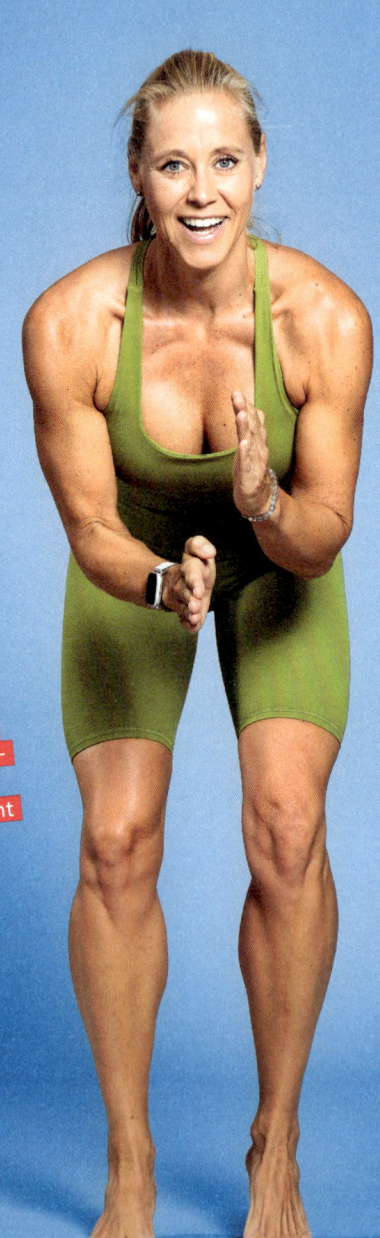

ACHTUNG
- Ferse nicht absetzen, sondern auf den Vorderfüssen trippeln
- Beine bleiben konstant gebeugt

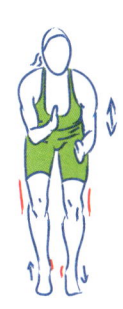

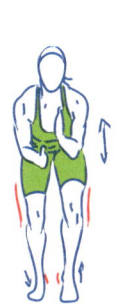

1. hüftbreiter Stand, Knie sind leicht gebeugt, Oberkörper ist vorgebeugt
2. kleine, schnelle Schritte – denk an das Spiel «Der Boden ist Lava»
3. Arme sind angewinkelt, die Handkante zeigt zum Boden
4. Handgelenke sind stark und gespannt
5. mit den Händen auf ein imaginäres Brett hacken
6. Fersen werden nicht belastet, Po geht nach hinten raus
7. Hüfte aktivieren und vorschieben
8. gleichmässig atmen

Einfach
- Tempo der Arme bleibt, während die Füsse nur halb so schnell laufen
- Körper ist aufrechter – dennoch bleibt die Hüfte vorn

Fordernd
- Tempo merklich erhöhen
- Po kommt weit runter, ohne dass ein Hohlkreuz entsteht

Übung 10

KNEES-TO-ELBOWS

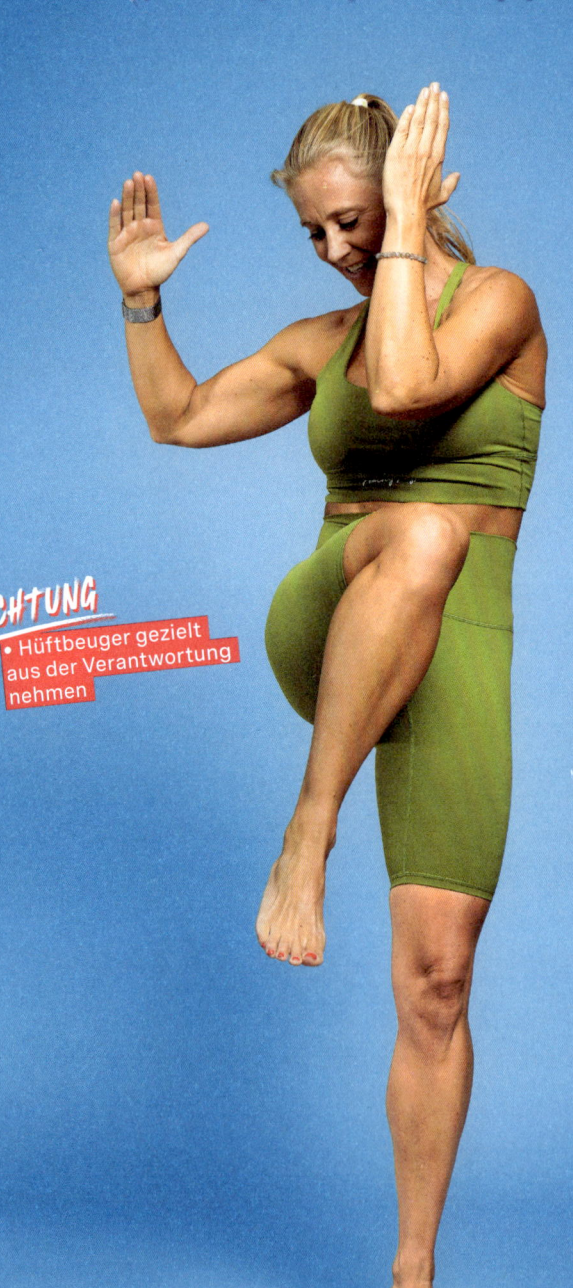

ACHTUNG
- Hüftbeuger gezielt aus der Verantwortung nehmen

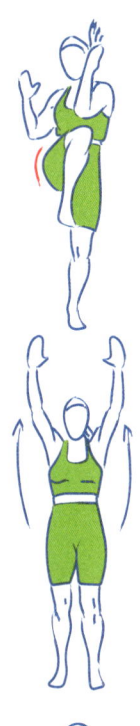

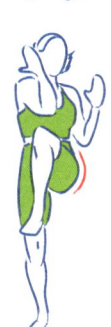

1. lockerer Stand
2. abwechselnd diagonal arbeiten: linkes Knie mit rechtem Ellbogen vor dem Körper zusammenbringen und umgekehrt
3. Bauch hilft mit und zieht sich zusammen, wenn das Bein nach oben geht
4. leichtes Wippen der Beine mittels der Fussgelenke
5. Arme nach jedem Mal wieder in die Luft strecken
6. kontrolliert atmen, ausatmen, wenn Knie und Ellbogen sich treffen

Einfach
- Arme gehen nicht ganz hoch
- gehen statt springen

Fordernd
- Ellbogen kommen jeweils aussen neben die Knie
- Arme gehen in die gesamte Streckung
- Geschwindigkeit erhöhen

Der Bauch macht mit
Bei dieser Übung wollen wir auch die Bauchmuskeln mit zur Verantwortung ziehen. Deshalb solltest du die Bauchmuskeln jeweils aktiv anspannen, wenn du das Bein hochziehst.

Übung 11

SHUFFLES

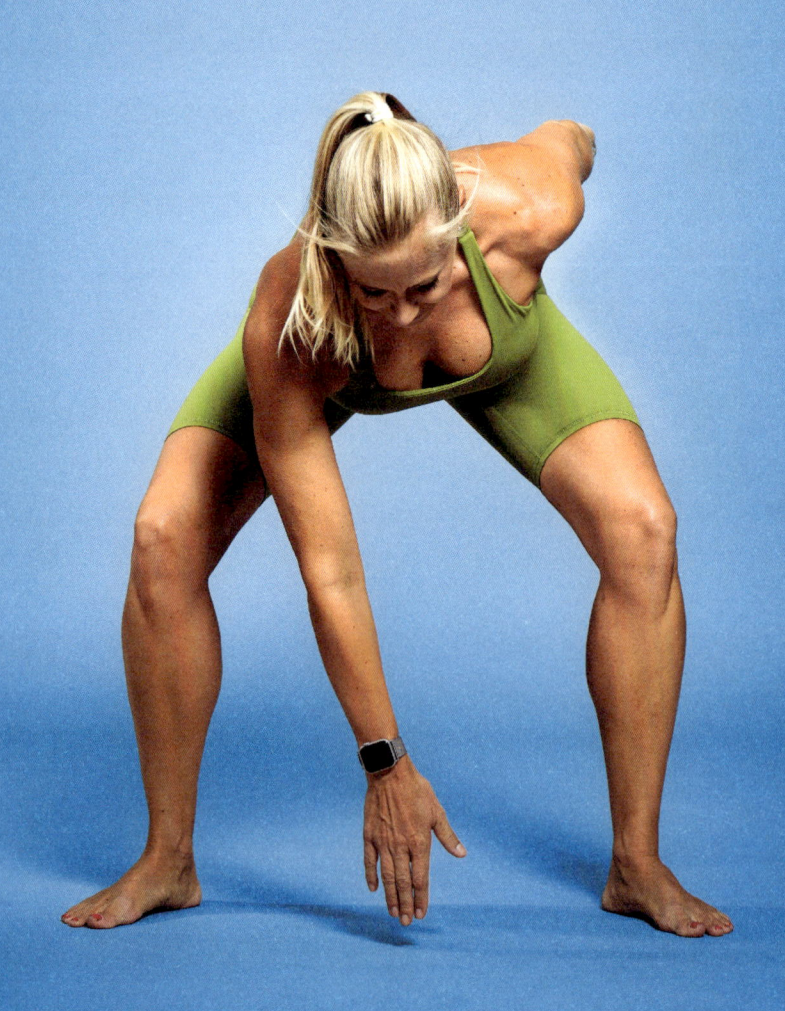

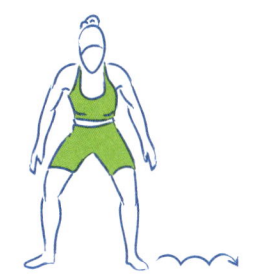

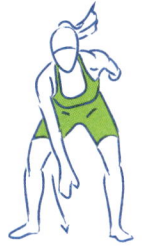

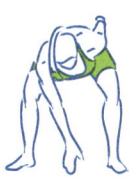

1 Position am äusseren Rand deines Bewegungsradius einnehmen

2 leicht in die Knie gehen und den Oberkörper vorbeugen

3 jeweils 3 kleine Sprünge nach rechts machen, dann den Boden mit den Fingerspitzen der einen Hand berühren

4 anschliessend aufrichten und in die andere Richtung hüpfen, wieder mit den Fingerspitzen den Boden berühren

5 Bauch ist angespannt, Hüfte vorgeschoben, sodass ein stabiler Rumpf die Basis bildet

6 gleichmässig atmen

Einfach
- anstatt die Hand zum Boden zu bringen, seitwärts rausboxen
- langsam hüpfen oder laufen statt hüpfen

Fordernd
- Boden statt mit den Fingerspitzen mit der Handfläche berühren
- Seitsprünge voller Spannung ausführen und Geschwindigkeit erhöhen

Übung 12

PUNCHING-BALLS

ACHTUNG
- Schultern nicht hochziehen
- Handgelenke sind stark, nicht schlackern lassen

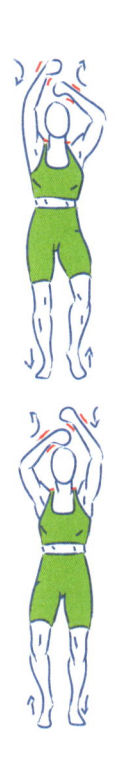

1 hüftbreiter Stand

2 auf der Stelle laufen und Arme auf Stirnhöhe bringen

3 Handgelenke sind stark und die Hände bilden Fäuste

4 Fäuste boxen abwechselnd in einer rollenden Bewegung in die Luft

5 gegen einen imaginären Ball boxen

6 Oberarm ist angespannt

7 Unterarm ist gestreckt

8 Hüfte ist vorgespannt

9 Bauch ist angespannt

10 Schultern sind weit weg von den Ohren, aktiv unten halten

11 Atem nicht anhalten

Einfach
- Tempo rausnehmen
- Arme kreisen vor der Brust

Fordernd
- leicht in die Hocke gehen und dabei das Lauftempo erhöhen
- Bauch stark anspannen
- Tempo der Schläge erhöhen

Volle Konzentration ist gefragt
Boxtraining gehört zu den härtesten Trainingsarten. So kann beispielsweise schon ein nicht angespanntes Handgelenk zu einer Verletzung führen. Daher ist hier die Konzentration besonders wichtig.

Übung 13

KICK-CLAP

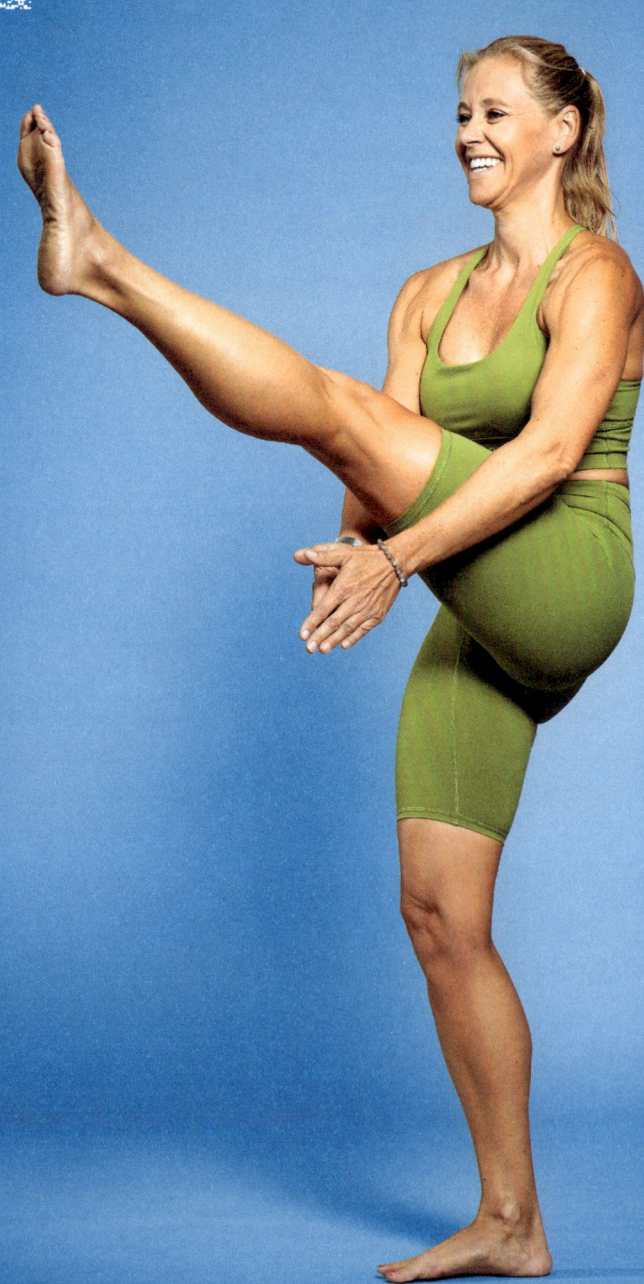

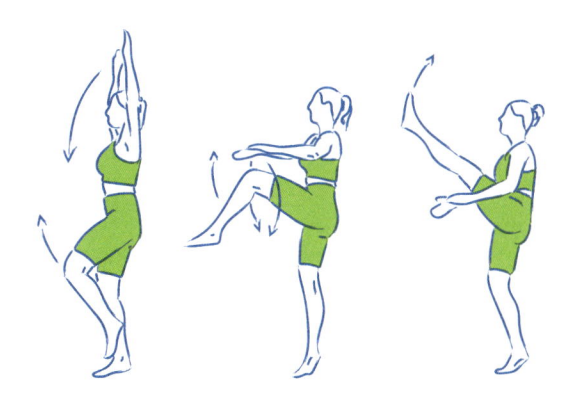

1 hüftbreiter Stand, Bauch ist angespannt

2 abwechselnd mit dem rechten oder dem linken Bein kicken, gleichzeitig die Hände unter dem Bein zusammenklatschen

3 danach gehen die Arme über den Kopf und treffen sich

4 auf das andere Bein springen und das Ganze wiederholen

5 Hüfte ist vorgeschoben und der Bauch ist stark

6 Atem fliessen lassen

Einfach
- Arme gehen nur bis zur Hälfte, also bis auf Schulterhöhe
- zwischen den Kicks nicht springen

Fordernd
- Bein kickt so hoch es geht
- Arme kommen unter Spannung oben zusammen
- Sprünge werden gut abgefedert und schnell ausgeführt

Übung 14

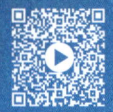

TOE-TIPPING

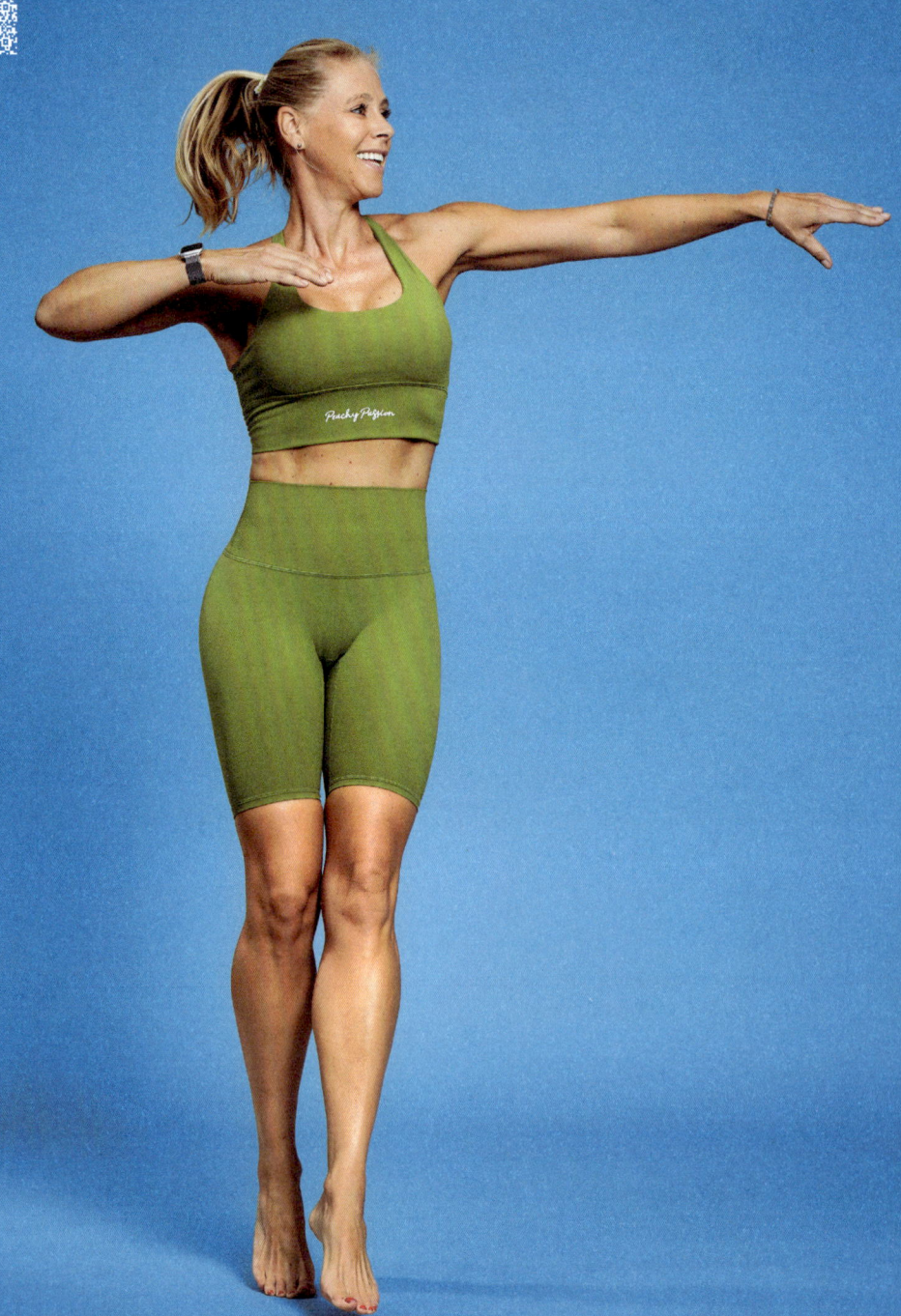

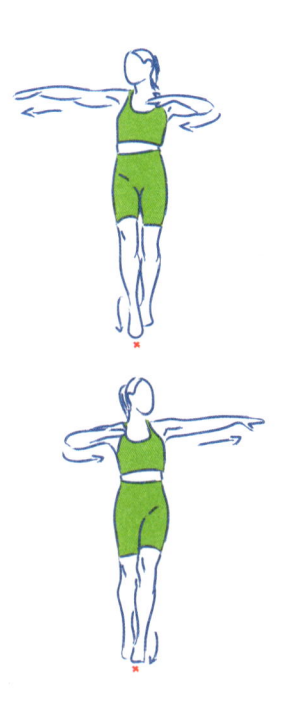

1. stabiler, hüftbreiter Stand
2. suche dir einen Punkt mittig vor dir
3. diesen Punkt abwechselnd springend mit den Fussspitzen berühren, sogenannte «Taps» nach vorn
4. mit dem Körper mittig zentriert stehen und das Gewicht nicht nach vorn verlagern
5. Arme gehen einmal nach aussen und einmal nach oben, das fördert die Koordination
6. Bauch ist gespannt
7. Hüfte vor und anspannen
8. Knie zeigen trotz der mittigen Ansteuerung nach aussen (wie beim Fussballspielen)
9. gleichmässig atmen

Einfach
- Taps werden nicht gesprungen, sondern abwechselnd aus dem Stehen ausgeführt
- Arme gehen im halben Tempo nur nach aussen oder nach oben

Fordernd
- Sprünge finden ausschliesslich auf den Vorderfüssen statt, Beinspannung ist maximal
- Tempo erhöhen
- Arme gehen mit dem erhöhten Tempo mit

Übung 1-30

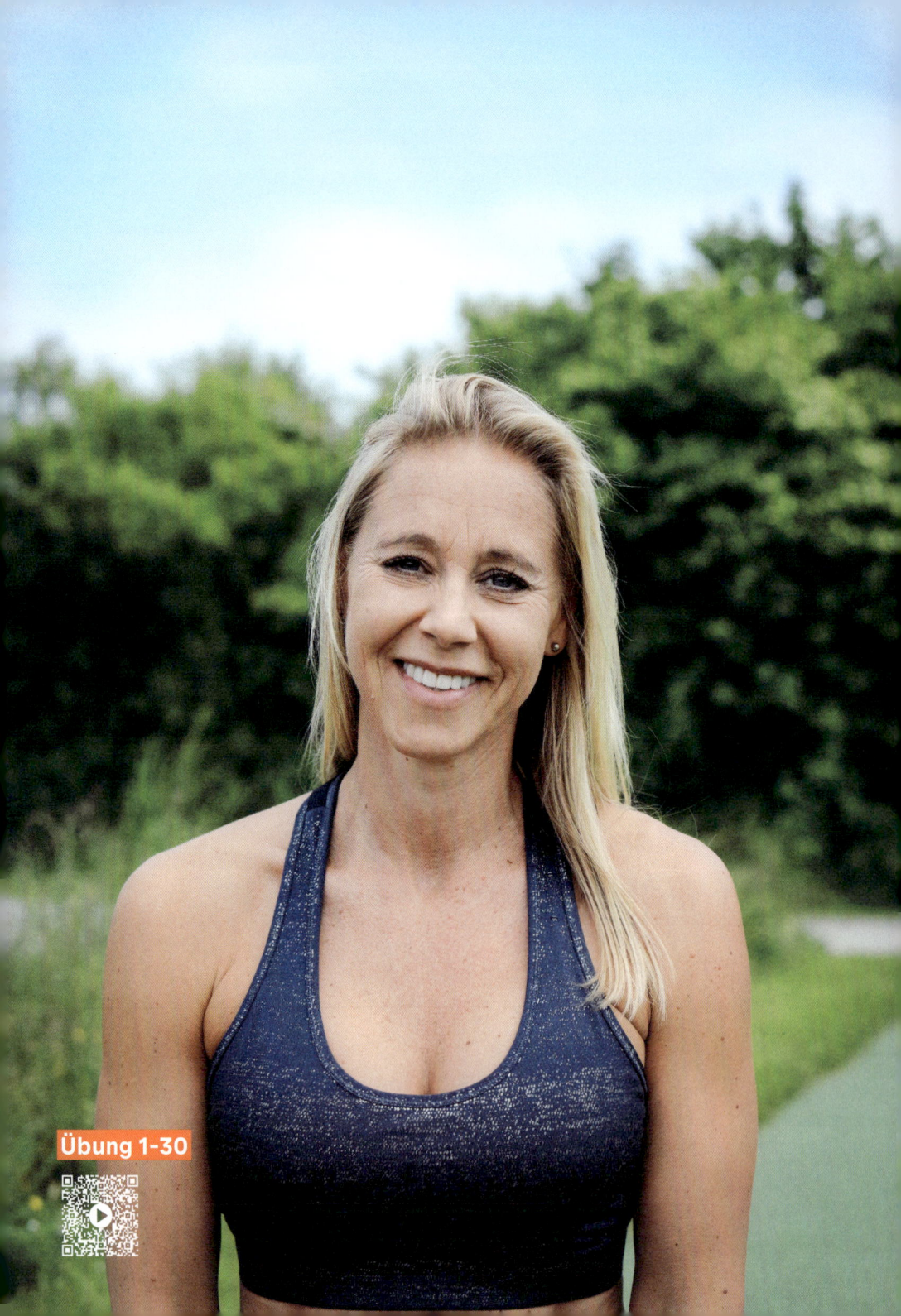

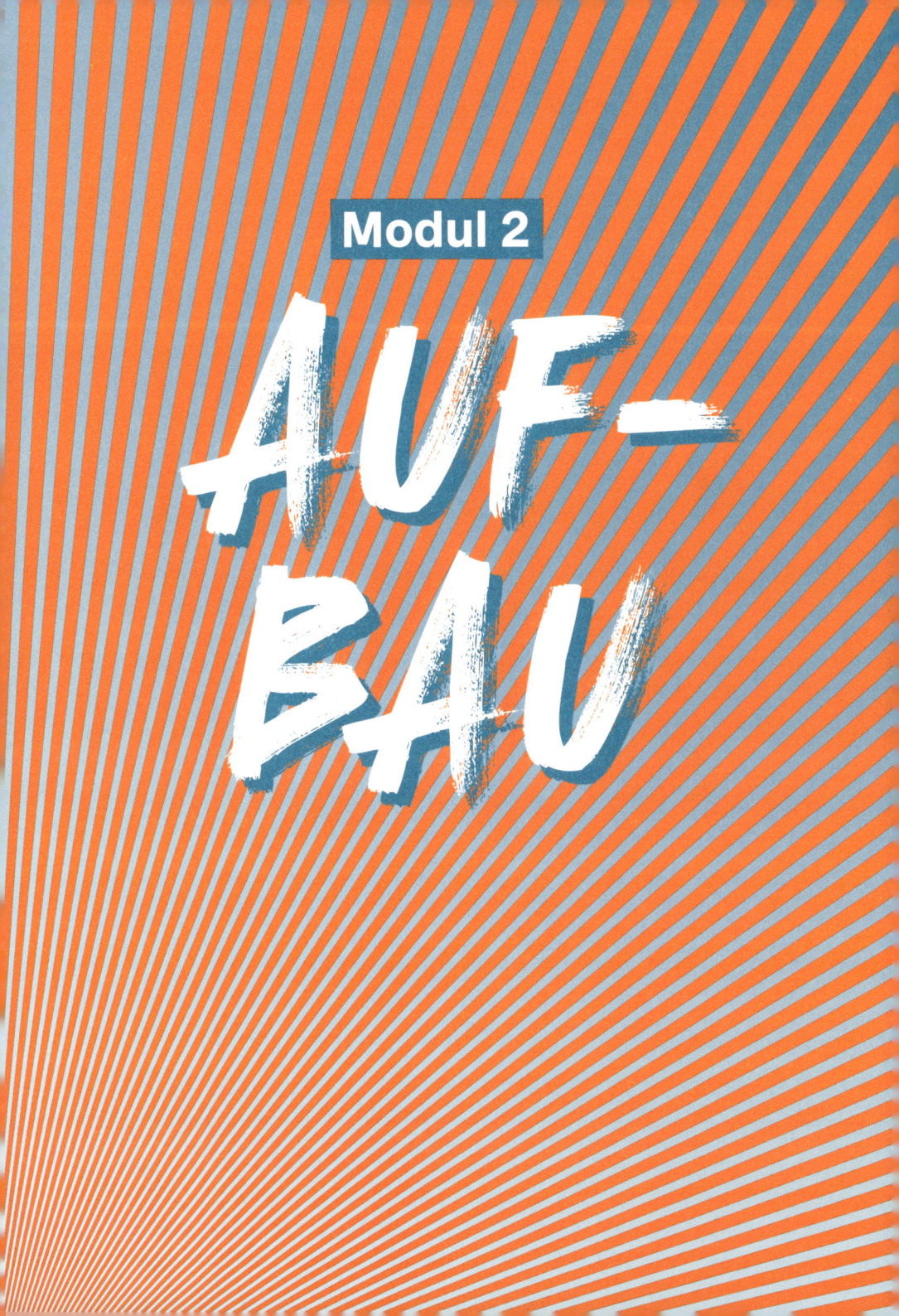

Modul 2

AUF-
BAU

KRAFT UND AUSDAUER TRAINIEREN

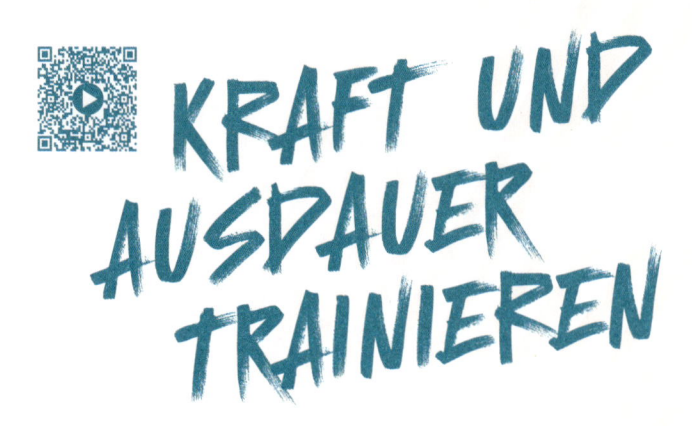

Denkst du bei Muskelaufbau an muskelbepackte Frauen und Männer? Dann hast du ein falsches Bild im Kopf. Denn das, was Bodybuilderinnen und Bodybuilder machen, ist absoluter Hochleistungssport und nicht mit diesem Trainingsprogramm zu vergleichen.

Was wir in der Aufbauphase machen, ist, gezielt Muskeln und Muskelketten zu stimulieren, sodass diese kraftvoll den Halteapparat (Knochen und Gelenke) unterstützen und halten können.

In diesem Modul, das den Hauptteil des Trainingsprogramms ausmacht, kombinieren wir zwei Arten von Übungen miteinander, nämlich jeweils eine Herz-Kreislauf-Übung mit einer Kraftübung. Dies hat gleich mehrere Vorteile:

- du lernst kontrollierte Bewegungsabläufe
- deine Fitness wird erhöht, da wir im HIIT-Stil arbeiten
- durch die variantenreichen Übungen stärkst du neben deinem Rücken auch gezielt alle anderen Muskeln und Muskelketten
- dein Körperbewusstsein wird gesteigert
- du wirst körperlich und mental leistungsfähiger
- deine Schmerzen werden für dich lokalisierbarer und du kannst somit bewusster etwas dagegen unternehmen

Die Kombination der beiden Übungsarten hat den positiven Nebeneffekt, dass der Stoffwechsel angeregt wird. Einfacher gesagt: Wir verbrennen auch noch zusätzlich Kalorien.

Ich gebe dir hier wieder neue Ausdauerübungen an die Hand. Du kannst diese auch frei kombinieren und zum Beispiel eine Herz-

Kreislauf-Übung aus dem ersten Modul einbauen. Lass deiner Kreativität ruhig freien Lauf! Um es dir etwas leichter zu machen, habe ich bei der Nummerierung der Übungen jede gerade Zahl mit einer Ausdauerübung und jede ungerade Zahl mit einer Kraftübung verbunden.

Bei den Kraftübungen solltest du immer erst dann die fordernde Variante wählen, wenn du die Kontrolle über die Übung hast und diese vollständig beherrschst.

Insgesamt sollte dieser Teil des Trainings die meiste Zeit in Anspruch nehmen. Mindestens 4-8 Übungen von je 30 Sekunden Dauer sollten machbar sein.

Eine solche Trainingssequenz für den Muskelaufbau könnte wie folgt aussehen:

Einsteigerinnen und Einsteiger:
4-8 unterschiedliche Übungen (einfache Variante)
pro Übung mindestens 30 Sekunden
jeweils 15-20 Sekunden Pause zwischen den Übungen
mindestens 2 Durchgänge, allenfalls 3 Durchgänge

Moderate Sportlerinnen und Sportler:
4-8 unterschiedliche Übungen
pro Übung mindestens 40 Sekunden
jeweils 15 Sekunden Pause zwischen den Übungen
4 Durchgänge

Fortgeschrittene:
6-8 unterschiedliche Übungen (fordernde Variante)
pro Übung mindestens 45 Sekunden
15 Sekunden Pause zwischen den Übungen
4 Durchgänge

Du solltest mindestens 2-mal wöchentlich ein Training absolvieren. Denn wenn du nur einmal in der Woche trainierst, kannst du keinen Muskelaufbau leisten. Es ist bis zum nächsten Training schlicht und einfach alles an Muskeln wieder weg, was du gerade mühsam zum Aufbau angeregt hast. Auch wenn das vielleicht erst einmal nach viel Aufwand klingt, so ist das regelmässige Training tatsächlich eine reine Gewohnheitssache. Am besten setzt du dir in deinem Kalender fixe Termine, an denen du trainierst. Das hilft dir, eine Routine aufzubauen und die Muskeln nachhaltig zu stimulieren.

Ich habe dir auch in diesem Modul Kombinationen in drei Schwierigkeitsgraden zusammengestellt. Somit kannst du, wenn du merkst, dass dich das einfachste Niveau nicht mehr fordert, auf das zweite übergehen. Denk dran, du solltest dich fordern, aber nicht überfordern. Versuche die Anspannung an dem Punkt deines Körpers zu spüren, an dem ich sie dir beschreibe. Wenn du im Rücken Schmerzen verspürst, obwohl wir gerade an anderer Stelle trainieren, kontrolliere unbedingt nochmals deine Haltung und ob der Bauch angespannt ist. Praktisch heisst das, wenn wir eine Rückenübung machen und gegen die Schwerkraft arbeiten, dann arbeitet der Muskel - und die Struktur, also die Wirbelsäule, muss keine Dienste leisten. Es ist durchaus möglich, dass du den Rücken dann «spürst». Das ist aber völlig in Ordnung und sollte auch so sein.

Im besten Fall lernst du mittels meiner Methode zu unterscheiden, wann es ein muskulärer Schmerz ist und wann die Struktur, also die Knochen oder die Bandscheibe, den Schmerz auslöst.

Starte jetzt mit den Übungen...

Gleichmässig atmen

Wie du schon im ersten Modul gelernt hast, ist die Atmung ein ebenso wichtiger Teil des Trainings wie die kontrollierte Durchführung der Übungen. Daher ist es essenziell, dass du dich immer auch auf das gleichmässige Atmen konzentrierst. Der Sauerstoff ist wichtig für den Transport von Botenstoffen und deshalb sollte die Atmung nie aussetzen.

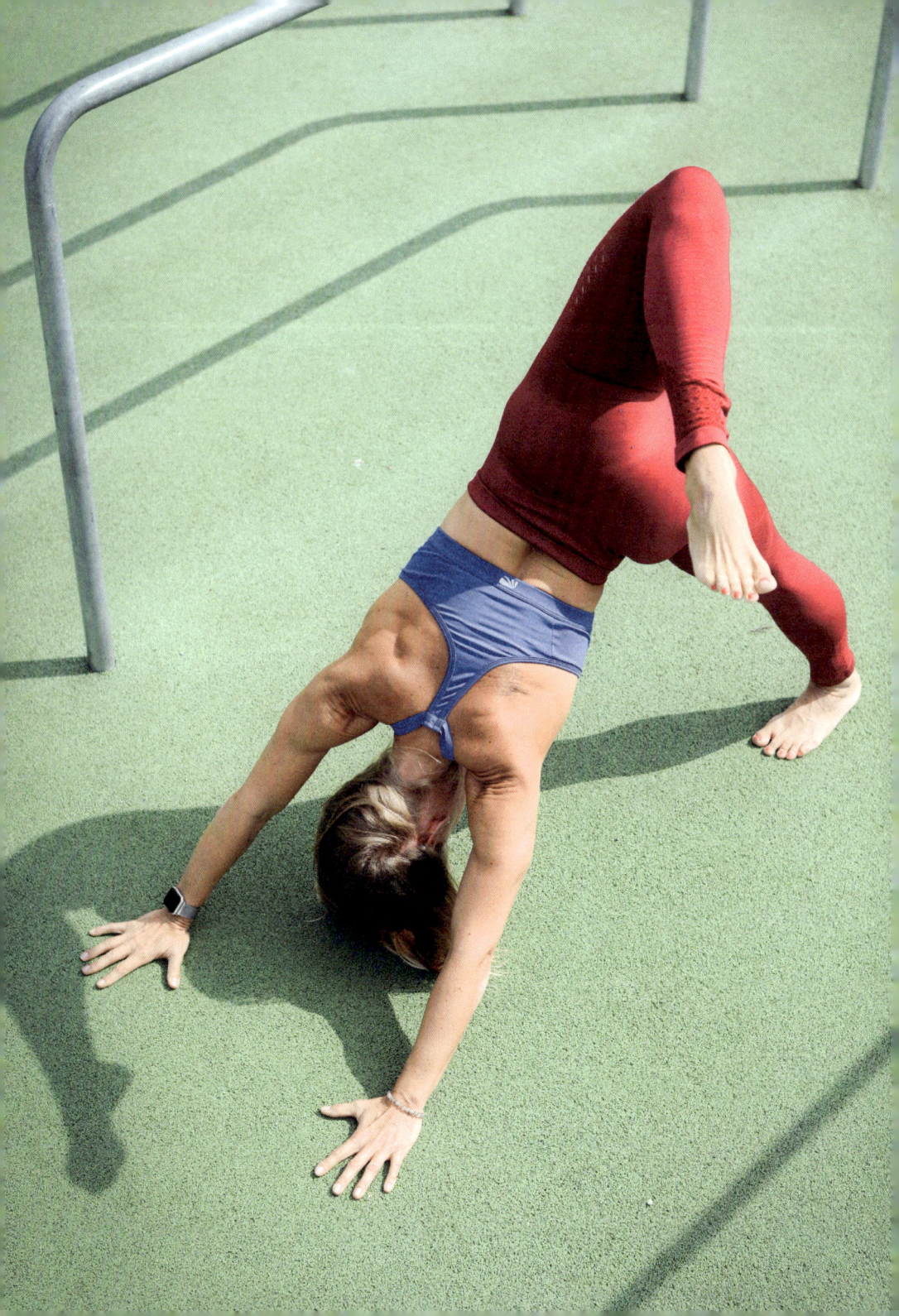

Übung 1

PLANK

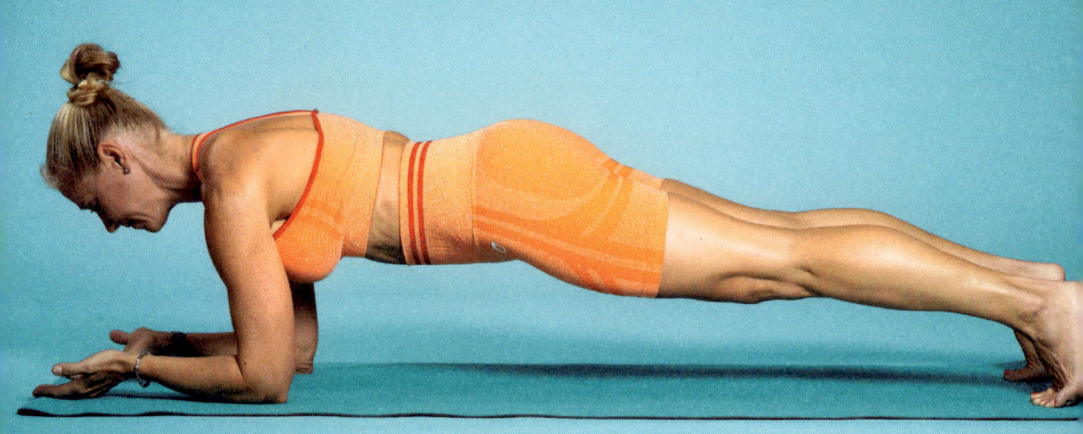

ACHTUNG
- Hohlkreuz unbedingt vermeiden! Falls nötig lieber den Po etwas höher nehmen
- Schultern nicht einsacken lassen

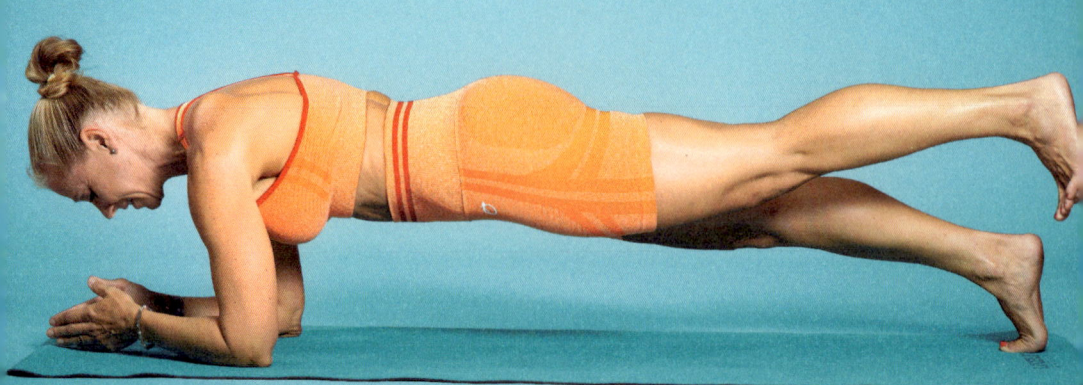

Der Plank ist ein Alleskönner mit unzähligen Varianten und Möglichkeiten. Du solltest jedoch erst einmal den klassischen Unterarmstütz beherrschen, bevor du weitere Variationen ausprobierst.

1. Unterarme liegen parallel zueinander auf dem Boden oder der Matte
2. Ellbogen befinden sich senkrecht unter den Schultern
3. Fussspitzen stehen etwas breiter als hüftbreit auf
4. mit dem gesamten Körper eine Keillinie wie ein Brett bilden und die Position halten
5. Hüfte wird Richtung Boden vorgeschoben
6. Ellbogen ziehen Richtung Fussspitzen - somit werden die Bauchmuskeln aktiviert
7. Schultern gehen aktiv weg von den Ohren
8. Beine bleiben gestreckt

Einfach
- nicht die Fussspitzen, sondern die Knie kommen am Boden auf
- Hüfte kommt weit vor, aber auch hier wird die Keillinie beibehalten
- Ellbogen ziehen ebenfalls Richtung Knie

Fordernd
- je stärker die Ellbogen zu den Zehenspitzen ziehen, desto höher die Spannkraft
- je näher die Füsse beieinanderstehen, desto anstrengender
- als zusätzlicher Kick wird ein Bein während des Planks 5 cm vom Boden angehoben
- Rumpf bleibt dabei stabil und bewegt sich nicht mit
- Hüfte bleibt geschlossen, nur das Bein hebt ab und der Po wird aktiviert

Übung 2

OPEN-CLOSE-JUMPS

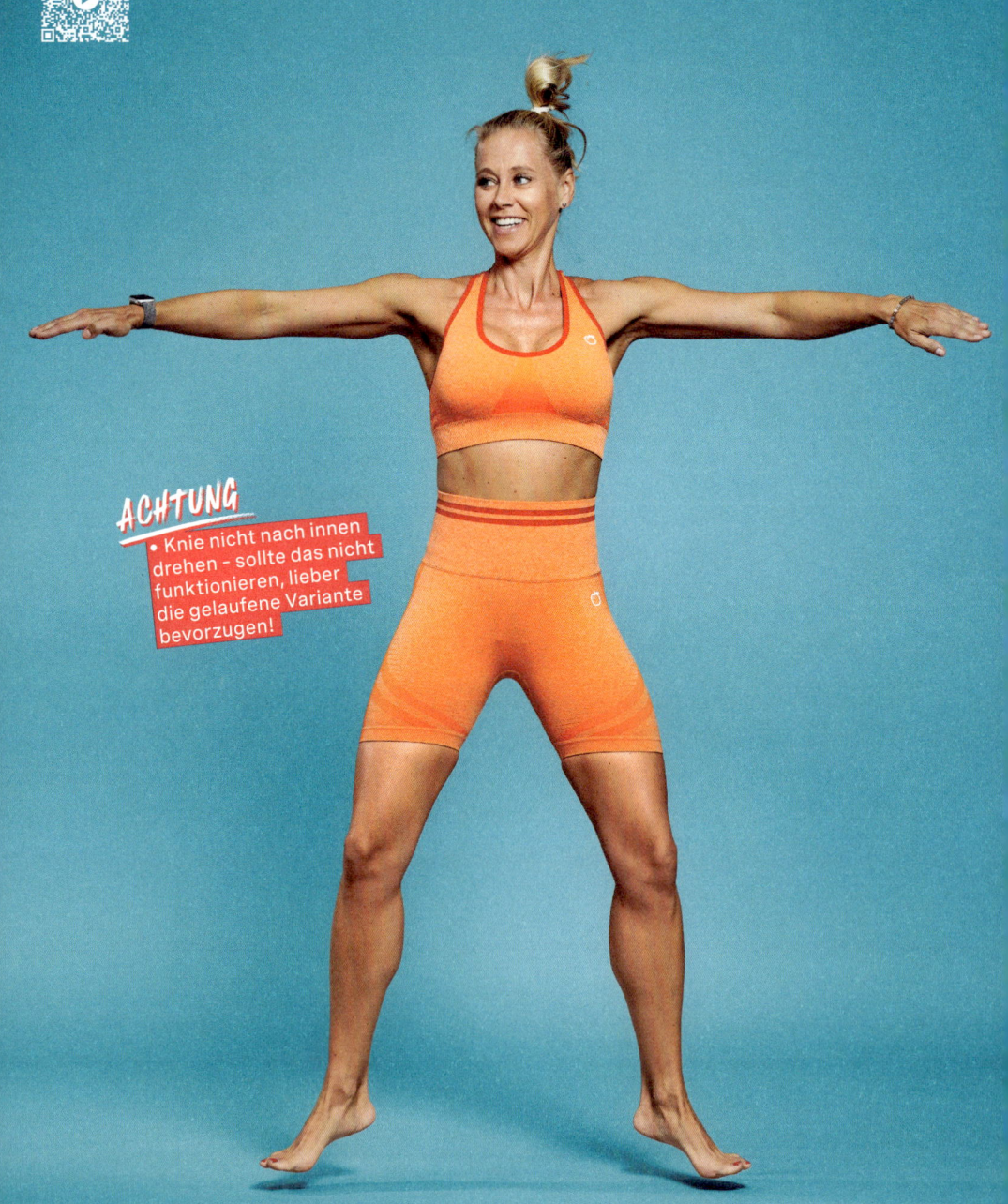

ACHTUNG
- Knie nicht nach innen drehen – sollte das nicht funktionieren, lieber die gelaufene Variante bevorzugen!

1 hüftbreiter Stand

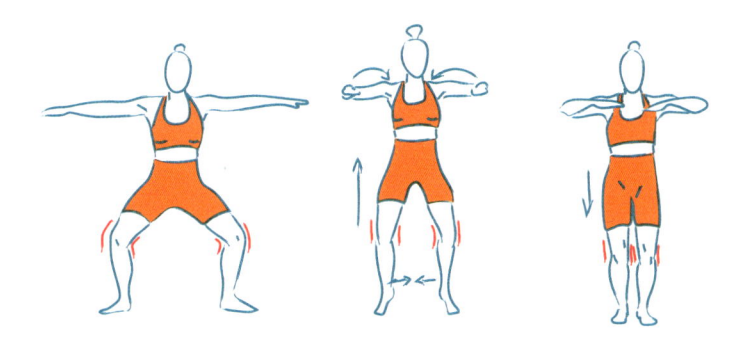

2 in die offene Grätsche springen

3 Arme öffnen sich mit

4 Hände zeigen nach aussen, Handflächen zum Boden

5 wieder zurück in den Parallelstand springen

6 Arme knicken am Ellbogen, Fingerspitzen zeigen zueinander

7 Bauch bleibt stark

8 Hüfte vor

9 Schultern bleiben tief

10 Knie gehen erst nach aussen in die Grätsche, dann beim Zusammenspringen nach vorn

Einfach
- nach aussen und innen laufen, anstatt zu springen
- Arme nur jedes zweite Mal mit hochnehmen

Fordernd
- beim Aufspringen in den offenen Squat gehen (tiefe Grätsche)
- Hände zu Fäusten ballen und Arme aktiv anspannen

Übung 3

BIRD-DOG

ACHTUNG
- Rücken nicht durchhängen lassen
- Rumpf stabil halten
- Schultern nicht einknick[en]

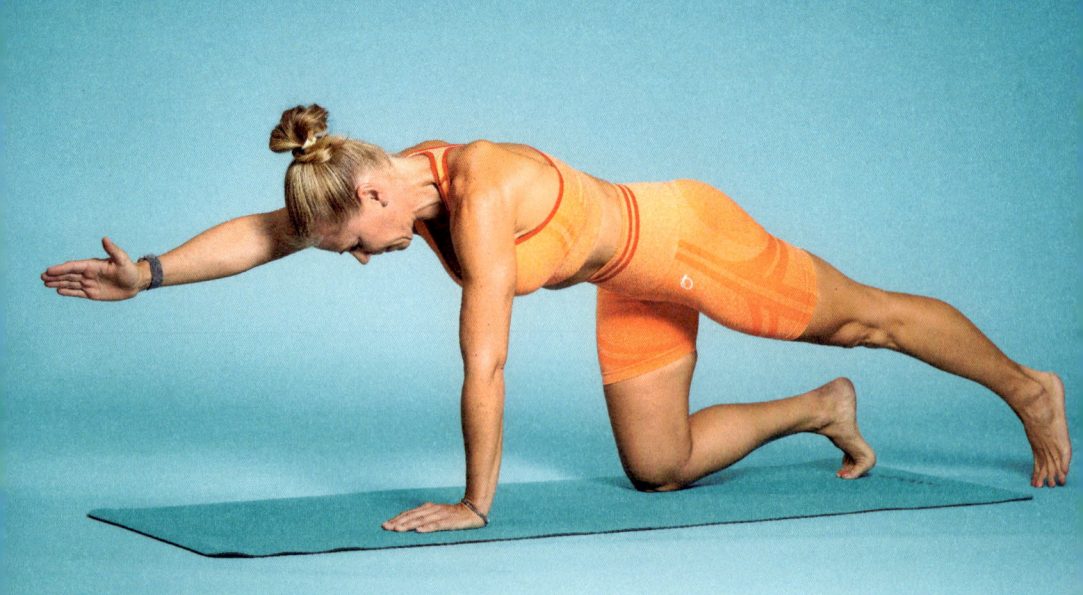

1 Ausgangsposition ist der Vierfüsslerstand, auch «4-post» genannt
2 Handgelenke befinden sich unter den Schultergelenken
3 Kniegelenke sind unter den Hüftgelenken positioniert
4 Hüfte vor
5 Ellbogen und Knie diagonal zusammenbringen
6 Bein wieder lang nach hinten strecken
7 Arm nach vorn ausstrecken
8 während sich Knie und Ellbogen treffen – ausatmen
9 Bauch aktiv anspannen
10 erst in der neuen Runde die Seiten wechseln

Einfach
- nur Arm anziehen
- diagonales Bein strecken
- Arm strecken und Bein heranziehen

Fordernd
- Ausgangsposition ist der «elevated-4-post»
- Knie sind vom Boden abgehoben
- Rumpf bleibt stabil

Bei dieser Übung ist es wichtig, dass du den Rücken gerade hältst, wenn du die Arme und Beine ausstreckst. Dann muss der rückenstreckende Muskel – der sogenannte *Musculus erector spinae* – ganze Arbeit leisten. Sobald du aber die Hüfte durchhängen lässt, erhöht sich der Druck auf die Wirbelsäule, und die Übung hat eine kontraproduktive Wirkung auf den Rücken.

Wie du siehst, liegen «Gut» und «Schlecht» häufig sehr nah beieinander. Allein die korrekte Ansteuerung während einer Übung entscheidet darüber, ob sie dir hilft oder schadet. Von einem «mal eben» durchgeführten Workout hast du somit meist mehr Schaden als Nutzen.

Übung 4

SIDE-KNEE-PULL-UP

ACHTUNG
- ganz wichtig ist hier die Hüftaktivierung, damit kein Hohlkreuz entsteht und die seitlichen Bauchmuskeln aktiv werden!

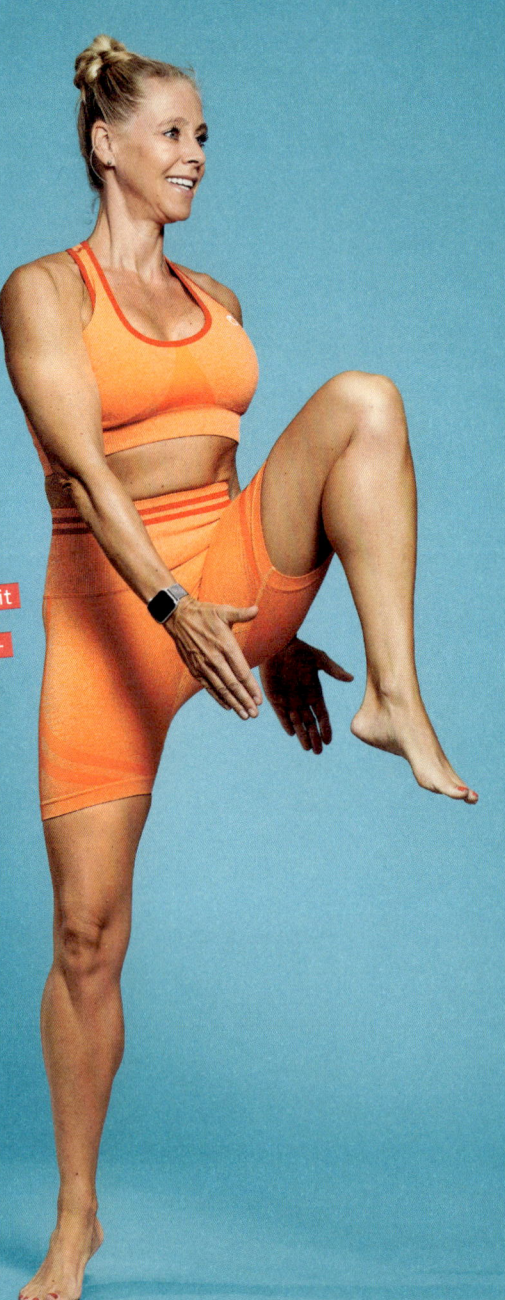

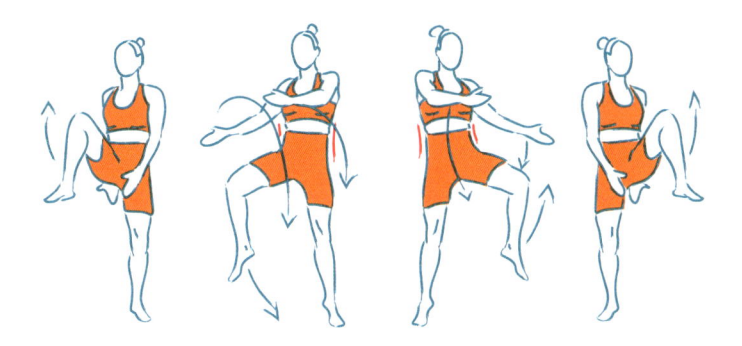

1 lockerer Stand mit Bauchspannung

2 Knie gehen seitwärts hoch

3 Standbein ist stabil

4 Arme gehen als Halbkreis von recht nach links und jeweils neben das Knie

5 Hüfte vor

6 Bauch ist gespannt

7 Schultern bleiben tief

Einfach
- Arme ziehen jeweils einmal neben die Knie und kommen dann zurück neben die Silhouette

Fordernd
- mit Spannung gesprungene Ausführung
- Arme gehen im Halbkreis über dem Kopf von einer Seite zur anderen, ohne aus der Spannung zu gehen

Modul 2 - Aufbau

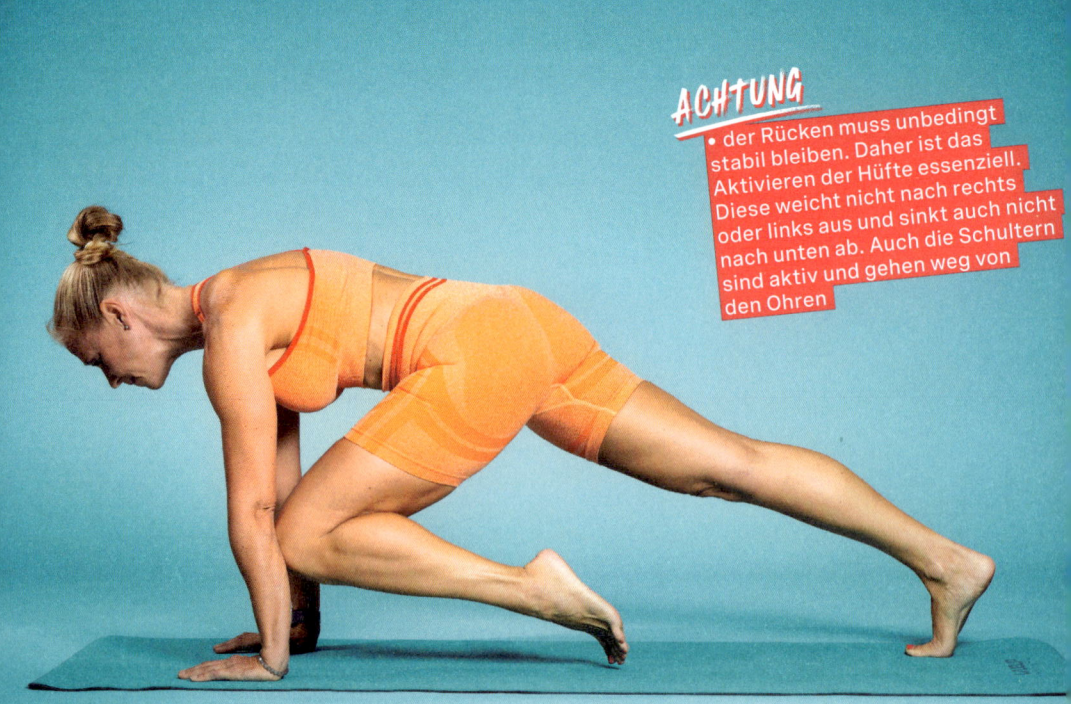

Übung 5: SLOW-MOUNTAIN-CLIMBER

ACHTUNG
- der Rücken muss unbedingt stabil bleiben. Daher ist das Aktivieren der Hüfte essenziell. Diese weicht nicht nach rechts oder links aus und sinkt auch nicht nach unten ab. Auch die Schultern sind aktiv und gehen weg von den Ohren

1 Übung startet im High Plank
2 Arme sind ausgestreckt
3 Handgelenke befinden sich unterhalb der Schultern
4 Ellbogen zeigen nach hinten
5 Schultern sind aktiviert und hängen nicht durch
6 Knie gehen nun abwechselnd in Richtung Kinn
7 Hüfte ist stabil und vorgeschoben
8 Bauch ist angespannt
9 Rumpf bleibt stabil und ohne Bewegung
10 ausatmen, wenn das Knie jeweils nach vorne kommt

Einfach
- Knie nur abknicken, nicht bis zum Kinn ziehen

Fordernd
- dynamischere Ausführung: Füsse nur kurz absetzen und gleich das andere Bein nach vorn ziehen
- Bauch unter ständiger Anspannung halten

Bis in die Fingerspitzen
Die Fingerspitzen sollten bei dieser Übung mit aktiviert werden. Sie verteilen den Druck und dürfen sich also gern in die Matte drücken.

Übung 6

JUMP-ROPE

ACHTUNG
- Handgelenke sind stark
- Schultern bleiben tief

1. imaginäres Seilspringen
2. Unterarme sind angewinkelt
3. Handgelenke sind stark
4. Unterarme machen eine Seilspringbewegung
5. beide Füsse springen gleichzeitig ab
6. Sprunggelenk federt und führt den Sprung aus
7. weiches Landen auf dem Vorderfuss
8. Seilschwung kommt aus dem Unterarm
9. Hüfte vor
10. Bauch anspannen
11. beim Springen zeigen die Knie leicht nach aussen

Einfach
- gelaufenes Seilspringen
- Füsse abwechselnd über das Seil springen lassen

Fordernd
- Tempo erhöhen

Der Weg ist das Ziel

Manchmal komme ich mir wie eine Lehrerin mit erhobenem Zeigefinger vor, aber ich weiss, dass dir meine Beharrlichkeit nützt. Erst wenn du bei jeder Bewegung an das denkst, was ich versuche dir einzubläuen, bekommst du schlussendlich ein Gefühl dafür, was in der Ansteuerung wirklich wichtig ist. Mich hat dieses Thema sehr lang umgetrieben und ich habe selbst bei Profisportlerinnen und Profisportlern, mit denen ich gearbeitet habe, gesehen, dass Fehlansteuerungen zur Tagesordnung gehören. Dinge, die wir uns also in der Jugend und im jungen Erwachsenenalter angewöhnt haben, müssen nun wieder neu erlernt werden.

Und so leid es mir tut, aber hier ist Geduld wirklich das A und O. Wir können von unserem Körper nicht erwarten, dass die Dinge, die wir 10, 20 oder mehr Jahre so gemacht haben, innerhalb von 3 Monaten anders funktionieren. Aber der Weg ist das Ziel.

Übung 7

HIP-BRIDGE

ACHTUNG
- Schultern gehen nicht zu den Ohren hoch, sondern werden stark und mit Bedacht in die Matte gedrückt

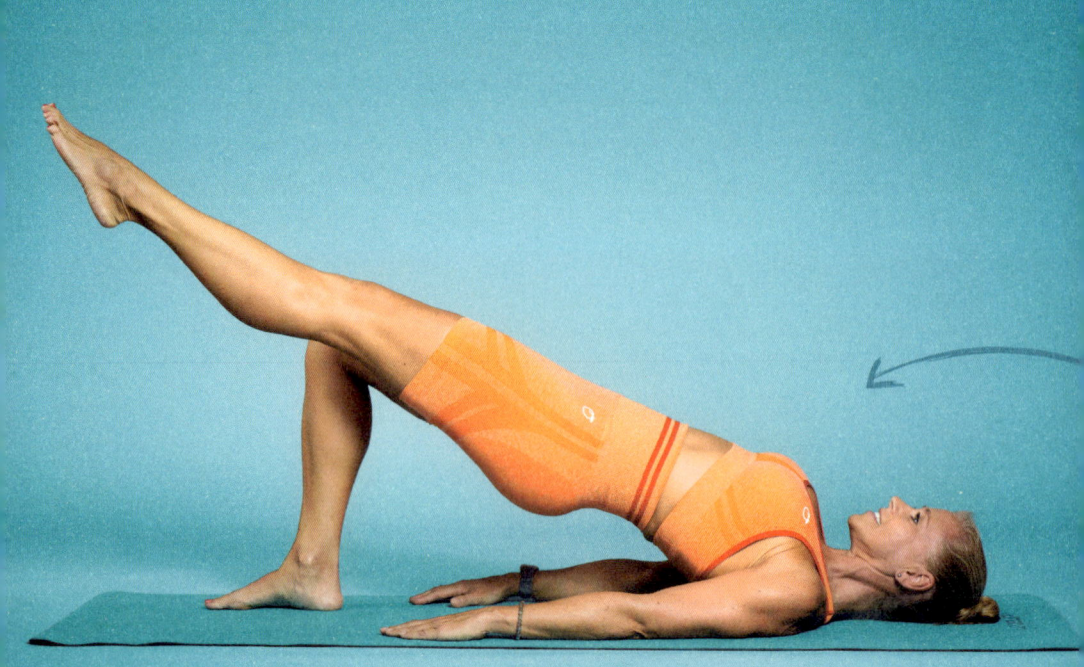

1 sich auf den Rücken legen

2 Beine aufstellen

3 Fussgelenke befinden sich unterhalb der Knie

4 Hüfte sinkt ab und geht wieder hoch

5 Hüfte auf das Maximum anheben

6 Bewegung geht immer in Richtung Zimmerdecke

7 Arme liegen neben dem Körper

8 Schultern drücken aktiv in die Matte

9 Po anspannen

10 Fersendruck aufbauen und Fersen dabei aktiv in Richtung Schultern ziehen

11 dabei Kraft im unteren Rücken spüren

Diese Übung ist für mich ein echter Topstar! Denn wir können den unteren Rücken gegen die Schwerkraft trainieren, ohne die Wirbelsäule zu belasten. Das ist wichtig, um dir wieder mehr Vertrauen in die Muskulatur zu geben. Du bekommst ein Gespür, wann die Übung die Muskulatur betrifft und wann die Struktur. Zudem spürst du die Aktivierung der Hüfte, von der ich ja in fast jeder Übung spreche, sehr deutlich. Versuche einmal mit geschlossenen Augen genau zu spüren, welche Muskeln arbeiten. Das hilft dir bei der weiteren Ansteuerung.

Einfach
- keine dynamische Bewegung, sondern lediglich eine Halteübung durchführen
- 2-mal absenken und dann aktiv wieder zurück in die Haltung

Fordernd
- ein Bein abheben
- dabei die Oberschenkel parallel zueinander halten
- pro Runde ein Bein abstrecken und halten

Übung 8

SKI-JUMPS

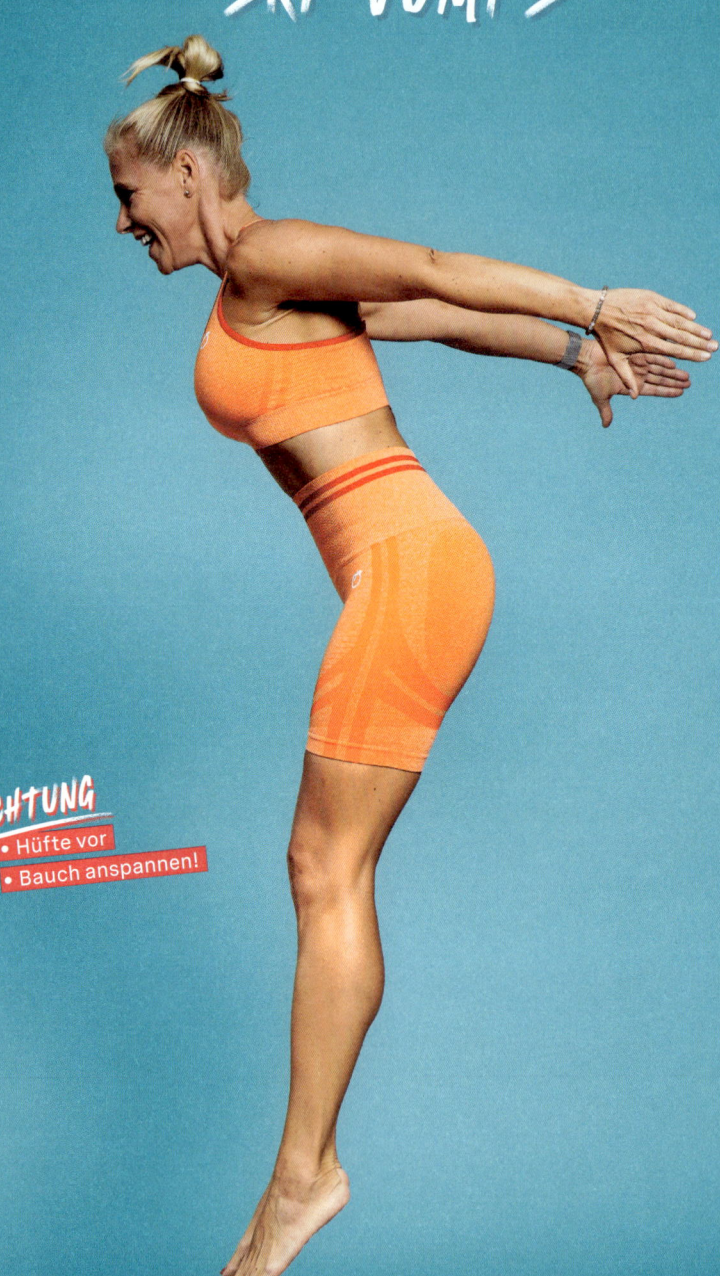

ACHTUNG
- Hüfte vor
- Bauch anspannen!

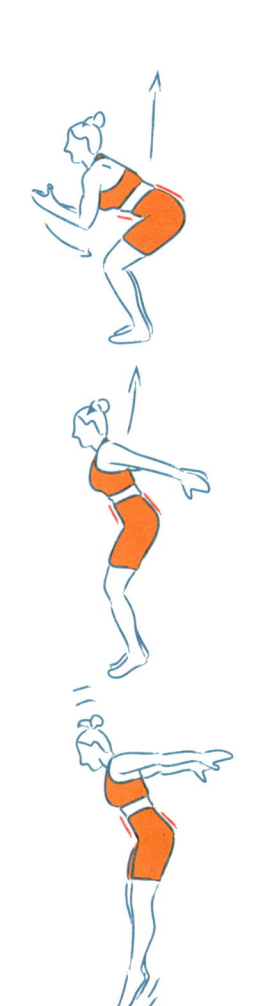

1. leichte Squatstellung
2. Fersen belasten
3. Rücken bleibt gerade
4. Brustbein rausstrecken
5. Hüfte vor
6. Fussgelenke sind locker
7. Sprung mittels Vorderfuss nach oben wie beim Abspringen von einer Skisprungschanze
8. Beine einmal strecken
9. leise aufkommen
10. 2-mal leicht abfedern
11. dabei Fersen wieder aufstellen
12. erneut abspringen
13. Schultern gehen weg von den Ohren
14. Schwung der Arme mit nutzen
15. dynamisch arbeiten

Einfach
- nicht abspringen, sondern nur auf die Vorderfüsse kommen, strecken und wieder zurück in die Kniebeugeposition
- Squat nur so tief absenken, wie die Hüfte nicht ins Hohlkreuz ausbricht

Fordernd
- starke, effektvolle Sprünge nutzen
- sanfte Landung
- Arme mit einbinden und den gesamten Weg gestreckt führen, statt locker schwingen

Übung 9

SQUAT

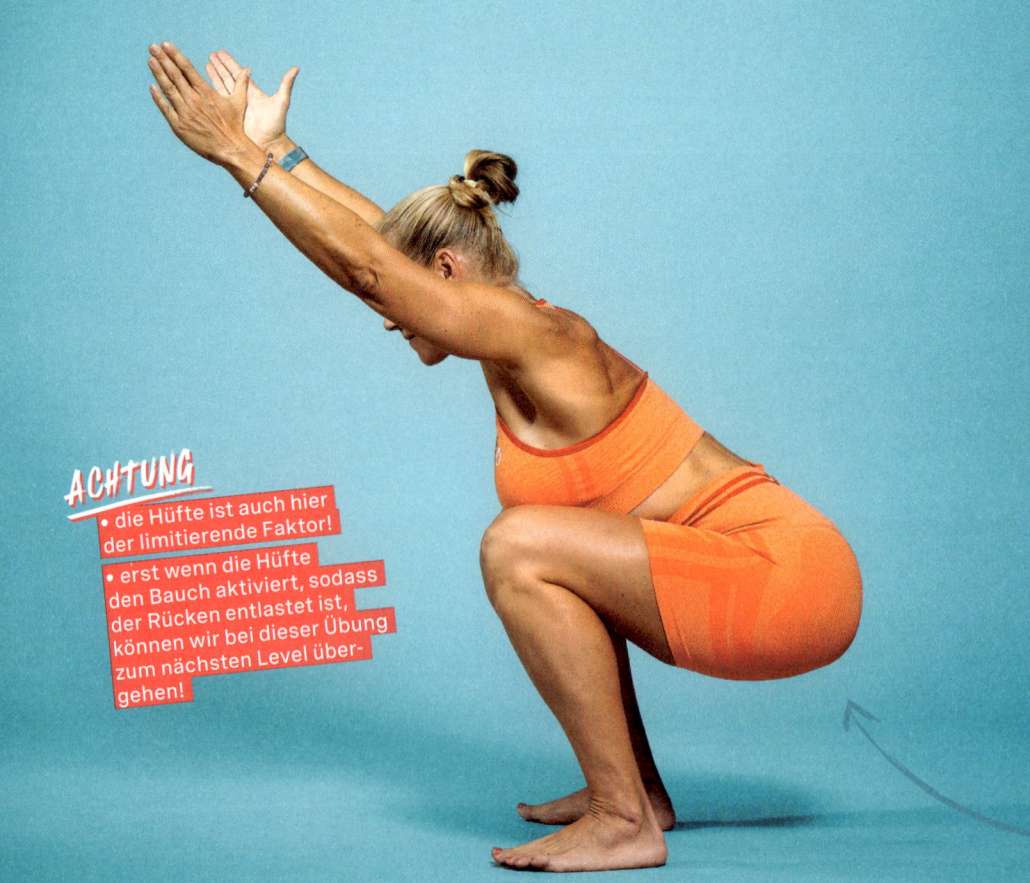

ACHTUNG
- die Hüfte ist auch hier der limitierende Faktor!
- erst wenn die Hüfte den Bauch aktiviert, sodass der Rücken entlastet ist, können wir bei dieser Übung zum nächsten Level übergehen!

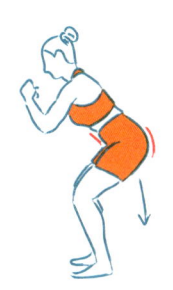

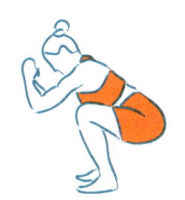

Die Kniebeuge ist die Übung, die von meinen Kundinnen und Kunden am häufigsten falsch gemacht wird. Daher solltest du hier deine Aufmerksamkeit besonders auf die exakte Ausführung richten:

1. hüftbreiter Stand
2. Knie zeigen mehr nach vorn oder aussen als nach innen
3. in der Bewegung zeigen die Knie Richtung kleine Zehen
4. Hüfte vor
5. Brustbein vor
6. Schultern zurück und weg von den Ohren, runterdrücken
7. Arme anwinkeln
8. Steiss geht Richtung Boden
9. Fersen belasten, Zehenspitzen leicht anheben
10. Oberschenkel auf 100 Grad bringen, nach hinten absetzen
11. beim Wiederhochkommen den Po anspannen und die Fersen in den Boden drücken
12. Arme gehen zur dynamischen Unterstützung leicht hoch, wenn der Steiss Richtung Boden geht, und sinken dann wieder ab

Einfach
- Winkel der Beine vergrössert sich, das bedeutet, du gehst nur so weit nach hinten unten, wie die Hüfte es zulässt
- versuche dennoch, den Po beim Hochkommen anzuspannen

Fordernd
- Beine beugen auf 90 Grad
- Hüfte ist vorgespannt
- Arme gehen über den Kopf, während sich das Gesäss Richtung Boden bewegt

Übung 10

QUICK PUNCHES

ACHTUNG
- Schlag nie ganz durchziehen
- Arm kurz vor der Streckung wieder zurückziehen
- Handgelenke bleiben fest, knicken nicht nach oben oder unten ab

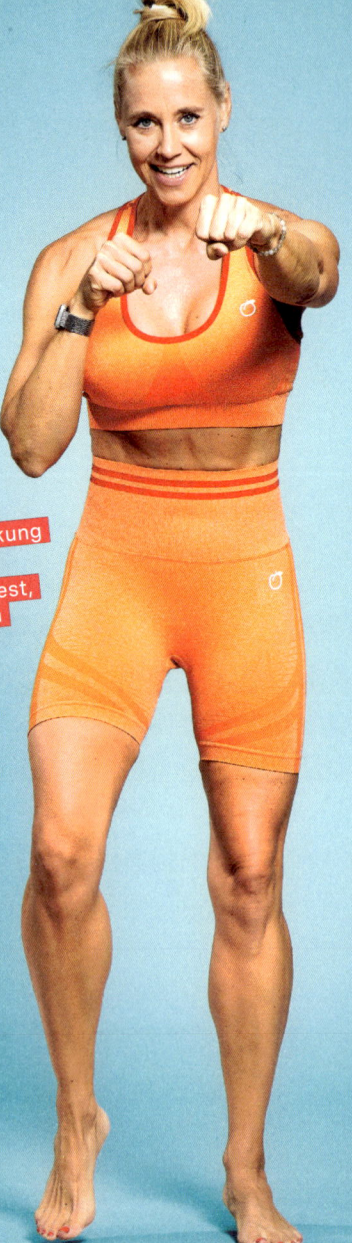

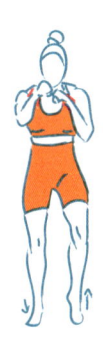

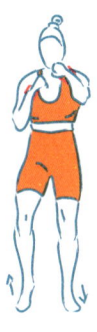

1. lockerer, hüftbreiter Stand
2. Arme anwinkeln
3. Fäuste schnellen abwechselnd nach vorn
4. Schultern bleiben hinten
5. Rumpf bleibt stabil
6. Bauch ist angespannt
7. Hüfte vor
8. Schultern bleiben tief
9. Füsse laufen leicht und beschwingt

Einfach
- Tempo verlangsamen
- kleine, bewusste Schritte
- kurze, bewusste Schläge

Fordernd
- Geschwindigkeit erhöhen

Boxen ist nicht gleich Boxen
Boxübungen sind sinnvoll, um deine Ausdauer zu trainieren. Sie haben jedoch wenig mit dem klassischen Boxtraining gemein. Daher solltest du diese Übungen isoliert betrachten und nicht gleich in den nächsten Ring steigen.

Übung 11

LONG-LEG-CRUNCH

ACHTUNG
- gesamter unterer Rücken bleibt auch bei der fordernden Variante am Boden
- Bauch drückt gegen die Matte
- Hüfte hochdrücken, somit bleibt der untere Rücken automatisch am Boden

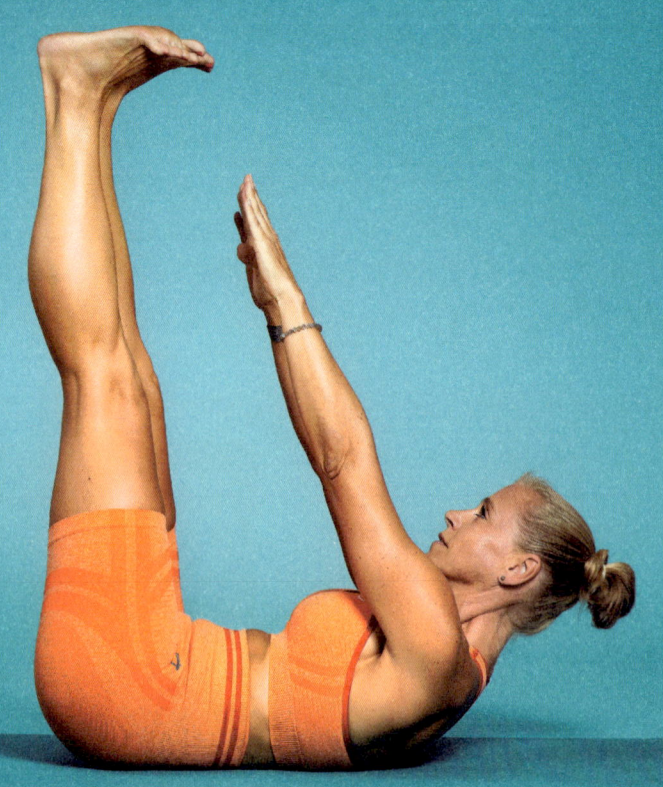

1. Rückenlage, dabei berührt der gesamte Rücken den Boden
2. auch das Becken berührt den Boden
3. Beine senkrecht in die Höhe strecken
4. Zehenspitzen anziehen
5. Arme gehen lang nach oben
6. Arme Richtung Zehenspitzen hochbringen
7. dabei Zehen und Finger zueinander bewegen
8. Anspannung in den Bauch bringen
9. leicht aus der Spannung und dann wieder mit den Fingerspitzen Richtung Zehenspitzen gehen
10. Schultern nicht mehr ganz ablegen

Einfach
- Beine anwinkeln (90 Grad)
- Fingerspitzen Richtung Knie führen

Fordernd
- gestreckte Beine leicht Richtung Boden senken
- Arme gestreckt über den Kopf halten
- Finger und Zehen am höchsten Punkt zusammenbringen

Starker Bauch für einen starken Rücken

Der Bauch und der Rücken entlasten sich gegenseitig. Allerdings wollen wir den Bauch eigentlich gar nicht entlasten. Also lautet die Aufgabe immer wieder, den Bauch anzusteuern, zu stärken und in die Verantwortung zu nehmen!

Übung 12

HIGH KNEES

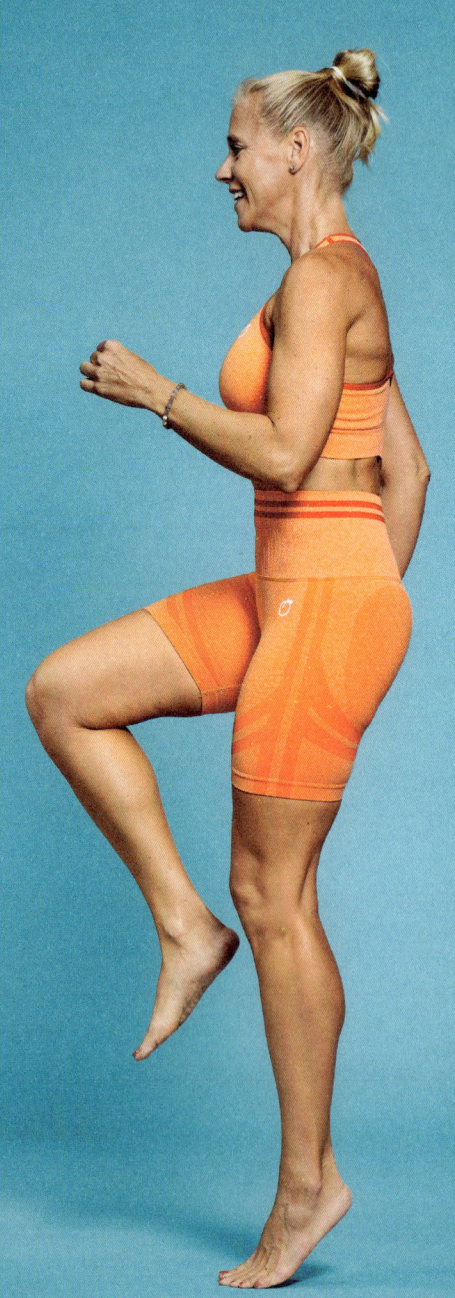

ACHTUNG
- Bauch anspannen
- kein Hohlkreuz
- Abspringen und Aufkommen über den Vorderfuss

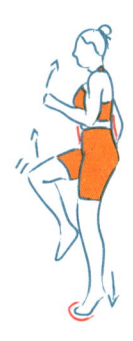

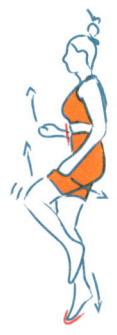

1. lockerer, hüftbreiter Stand
2. Knie im Sprung abwechselnd Richtung Hüfthöhe anziehen, wenn nötig mit kurzen Pausen
3. Hüfte vor
4. Bauch anspannen
5. Bauch hilft beim Anheben der Beine
6. Arme schwingen aktiv mit
7. Schultern bleiben tief
8. Brustbein raus

Einfach
- langsames Anheben der Beine

Fordernd
- taktschnelles Anziehen der Knie auf Hüfthöhe
- Landung und Absprung nur auf dem Vorderfuss
- Arme sind kraftvoll und aktiv im Schwung

Übung 13

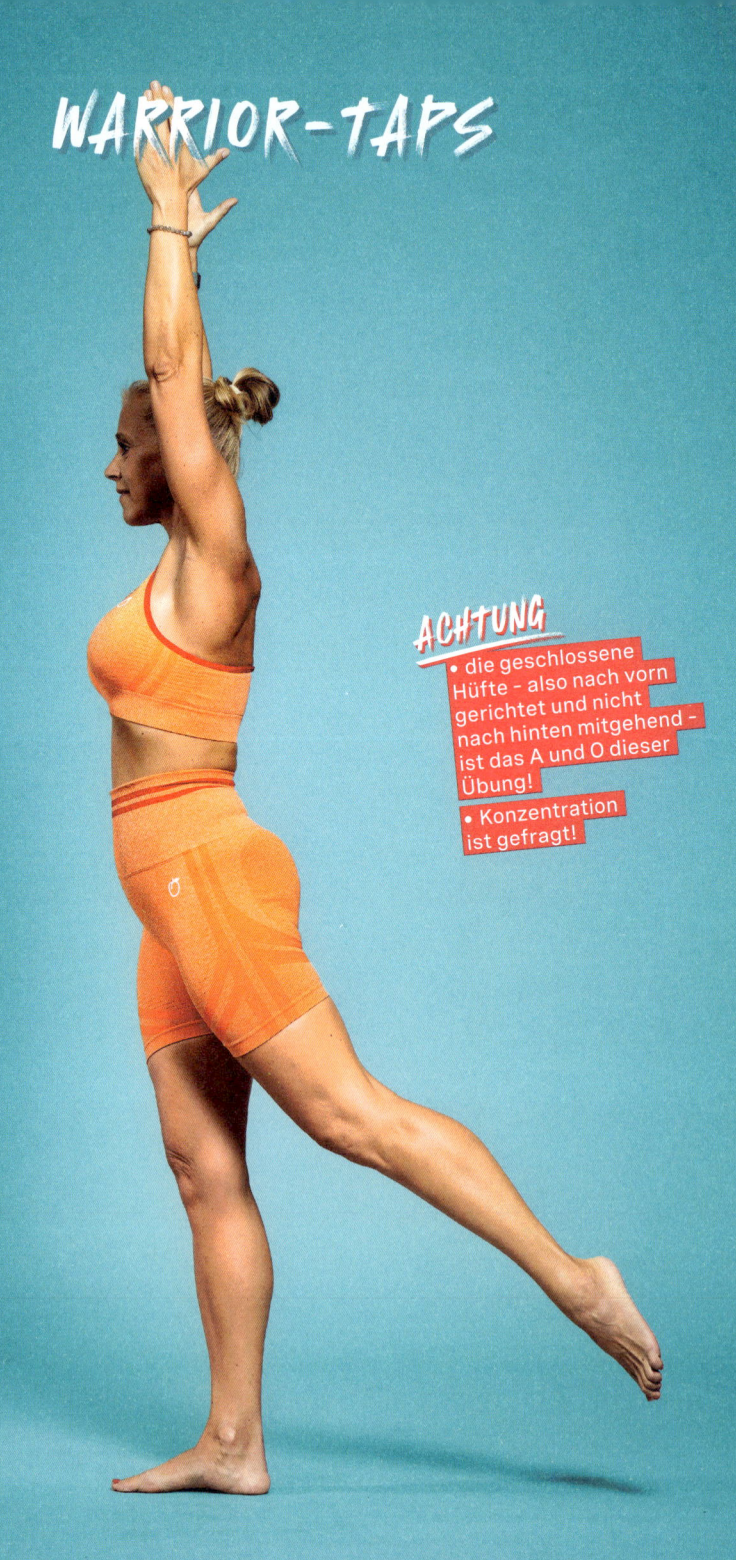

WARRIOR-TAPS

ACHTUNG
- die geschlossene Hüfte – also nach vorn gerichtet und nicht nach hinten mitgehend – ist das A und O dieser Übung!
- Konzentration ist gefragt!

1. hüftbreiter Stand
2. Arme gehen gestreckt nach oben
3. Oberarme sind neben den Ohren
4. Schultern bleiben tief
5. Hüfte vor
6. Bauch ist gespannt
7. ein Standbein wählen
8. anderes Bein nach hinten auf die Fussspitze stellen
9. Hüfte bleibt nach vorn gerichtet
10. hinteres Bein hebt sich vom Boden ab
11. Arme gehen zeitgleich gemeinsam ebenfalls nach hinten
12. Spannung auf dem Rückenstrecker entsteht
13. in der nächsten Runde jeweils die Beinposition wechseln oder abwechselnd mit den Beinen arbeiten

Einfach
- entweder nur das Bein oder nur die Arme gehen nach hinten
- oder ein Bein und ein Arm gehen diagonal nach hinten

Fordernd
- Arme sind unter Spannung und gehen mit Kraft nach hinten
- Bein setzt nicht mehr ab, sondern bleibt während der Bewegungsabfolge in der Luft

Minimale Bewegung - maximaler Effekt
Nicht nur die grossen, weit ausholenden Übungen sind wichtig. Sondern auch jene, die nur minimale Ansteuerung abfragen, dafür aber die richtigen Weichen setzen.

Übung 14

DOWN-TO-TOP-JUMPS

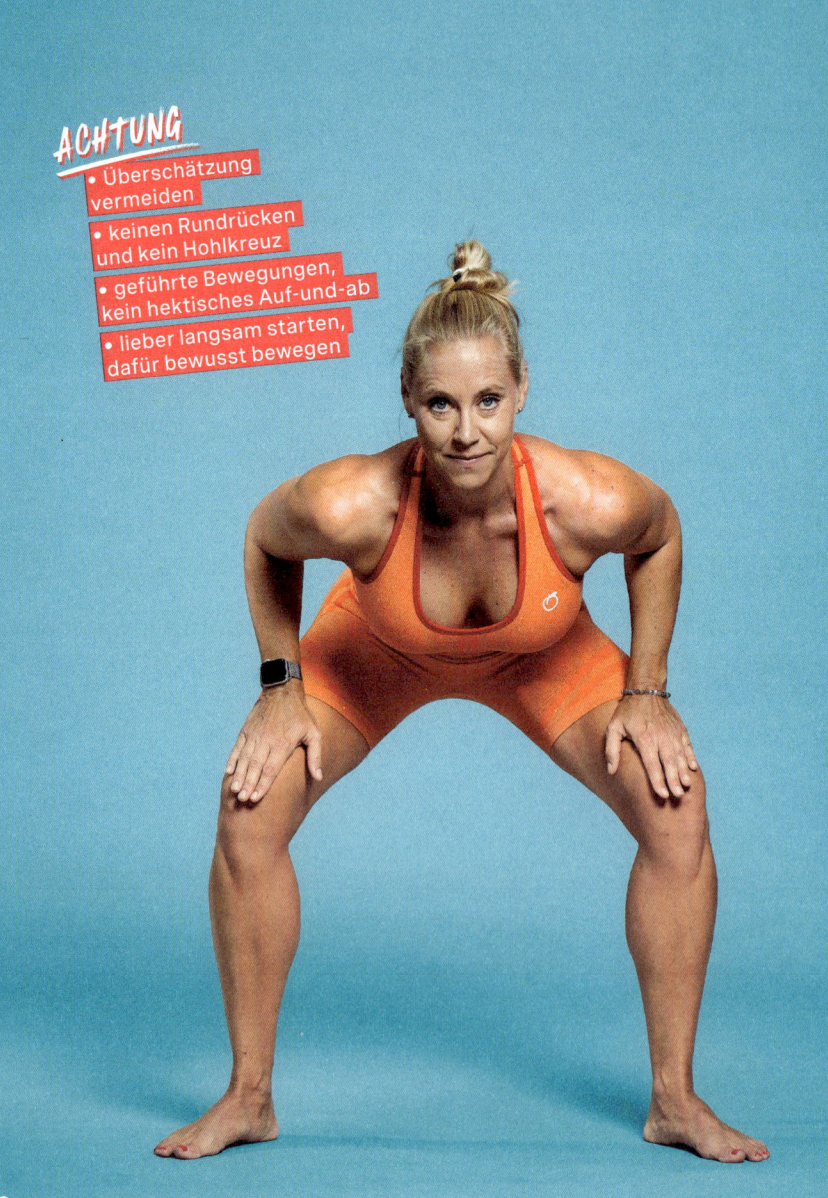

ACHTUNG
- Überschätzung vermeiden
- keinen Rundrücken und kein Hohlkreuz
- geführte Bewegungen, kein hektisches Auf-und-ab
- lieber langsam starten, dafür bewusst bewegen

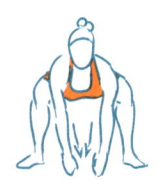

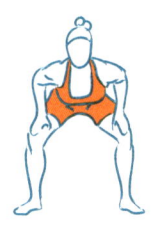

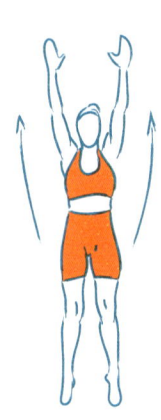

1. gerader, hüftbreiter Stand
2. Zehenspitzen zeigen nach aussen
3. Hüfte vor
4. Bauch anspannen
5. Arme gehen zwischen den Beinen auf den Boden
6. Fingerspitzen berühren den Boden
7. Rücken bleibt in gerader Haltung
8. Brustbein vor
9. Schultern zurück
10. Po hinten rausstrecken
11. auf die Knie klatschen
12. Sprung über den Vorderfuss in die Streckung
13. erneutes Klatschen auf die Knie
14. Arme gehen wieder zwischen den Beinen Richtung Boden

Einfach
- Fingerspitzen gehen nur so tief runter, wie der Rücken die gerade Haltung beibehalten kann
- Streckung wird ohne Sprung durchgeführt

Fordernd
- Po weit nach hinten rausstrecken
- gesamte Handfläche berührt den Boden
- dynamischer Sprung
- leise Landung und flüssige Beugung zu Knie und Boden hin

TABLETOP

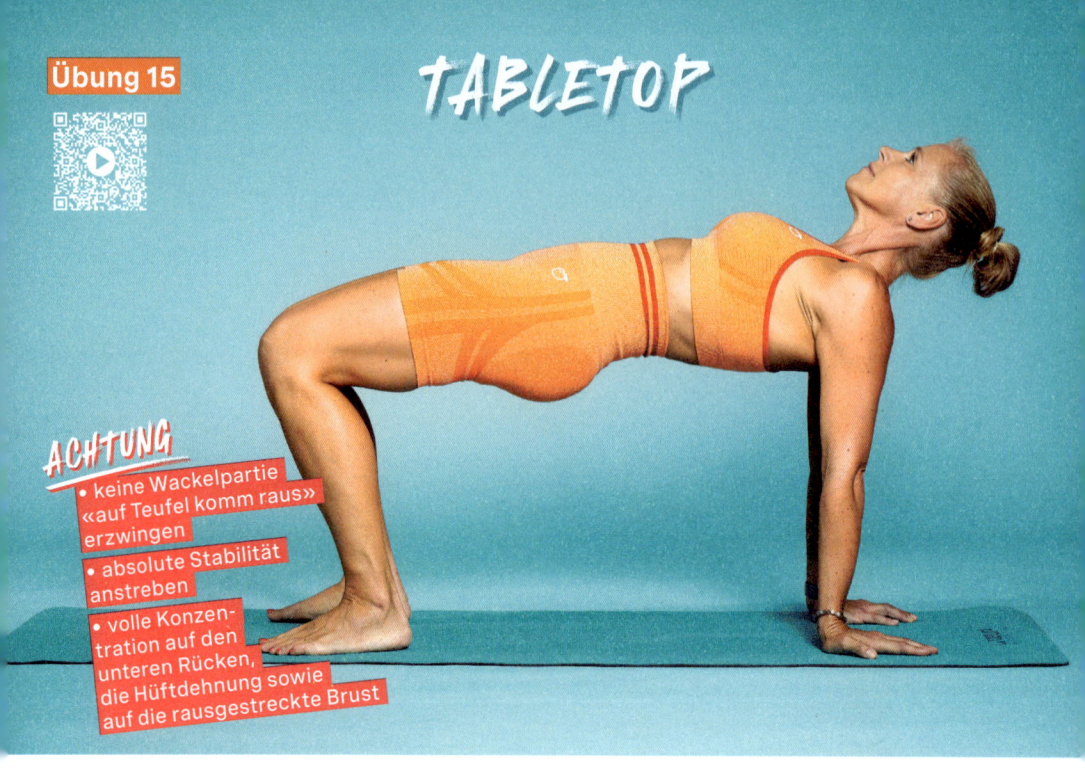

Übung 15

ACHTUNG
- keine Wackelpartie «auf Teufel komm raus» erzwingen
- absolute Stabilität anstreben
- volle Konzentration auf den unteren Rücken, die Hüftdehnung sowie auf die rausgestreckte Brust

1. sich auf den Rücken legen
2. Füsse aufstellen, unterhalb der Knie platzieren
3. Hände flach auf die Matte stellen, Handgelenke sind unterhalb der Schultern
4. Becken Richtung Zimmerdecke hochdrücken
5. gesamte Kraft zur Öffnung der Hüfte nutzen, unteren Rücken aktiv hochdrücken
6. Schultern aktivieren, nicht einknicken lassen
7. Po anspannen
8. Brustbein geht ebenfalls Richtung Zimmerdecke
9. Position halten
10. Kopf in Verlängerung der Wirbelsäule halten oder fallen lassen

Auch bei dieser Übung arbeiten wir muskulär gegen die Schwerkraft, was für die Wirbelsäule sehr angenehm ist, uns aber häufig zeigt, wie schwach eigentlich die Muskeln sind. Daher möchten wir bei der Ausführung gern in eine Ausweichbewegung (zum Beispiel Einfallen der Schultern) ausbrechen. Genau deshalb ist der Druck von unten in Richtung Decke so effizient.

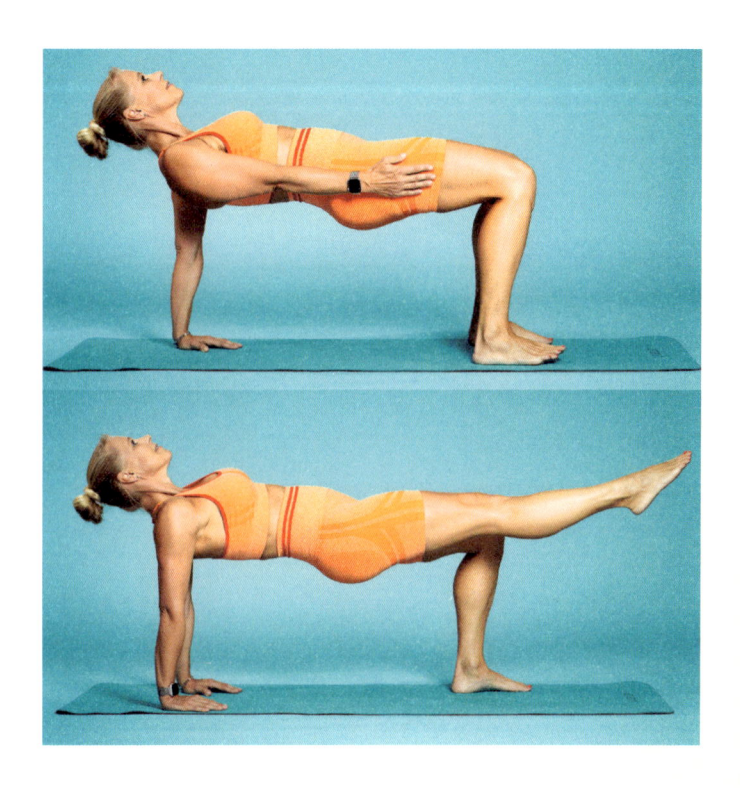

Einfach
- 2-3-mal aus der Anspannung gehen
- Po absenken und die Schultern kurz entlasten
- dann wieder zurück in die komplette Anspannung kommen

Fordernd
- einen Arm abheben und an die Hüfte legen
- Rumpf bleibt komplett stabil
- keine Bewegung in der Hüfte
- Arm nach jedem Durchgang oder nach der Hälfte wechseln
- Bein nach jedem Durchgang oder nach der Hälfte wechseln
- ein Bein abstrecken und die Oberschenkel parallel halten
- auch hier die Stabilität beibehalten

Übung 16

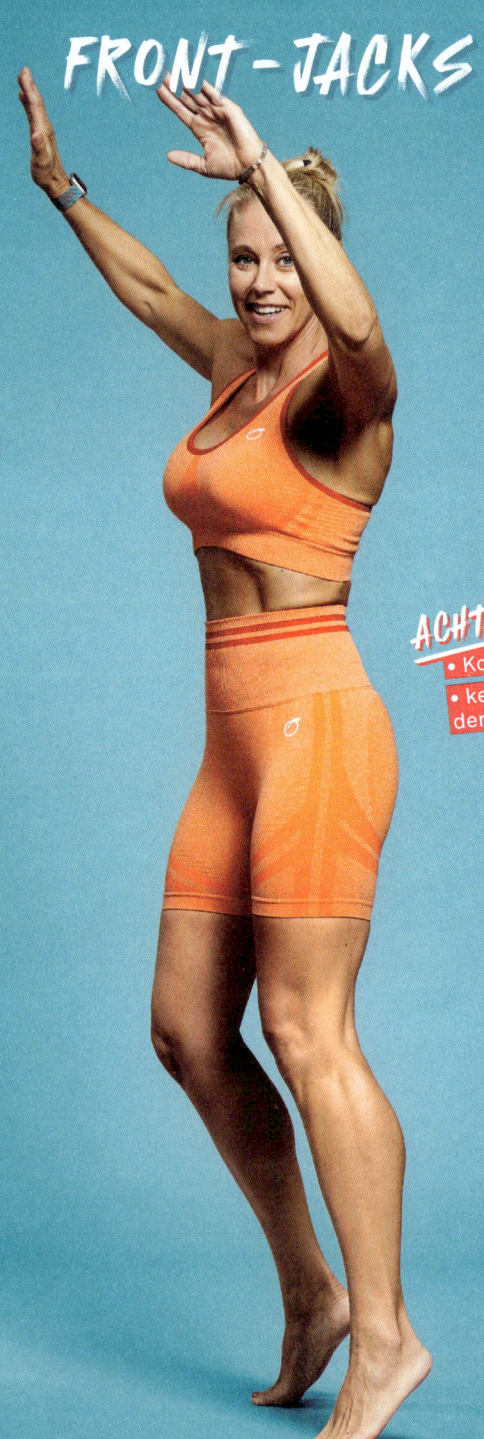

FRONT-JACKS

ACHTUNG
- Koordination üben!
- keine Verdrehungen der Beine in Kauf nehmen

1×nach links   *1×nach rechts*

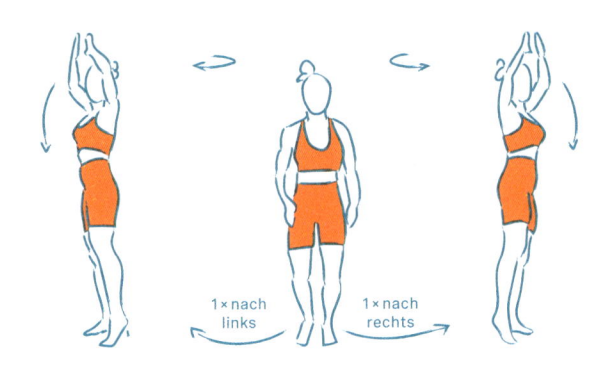

1 hüftbreiter Stand

2 denke an den klassischen Jumping-Jack, jedoch gehen die Füsse beim Sprung abwechselnd nach vorn

3 einen Start- und einen Endpunkt wählen

4 ein Fuss springt nach vorn, während die Arme nach oben kommen

5 Arme treffen sich über dem Kopf

6 Arme kommen zurück neben den Körper, wenn die Füsse zurück zum Start- und Endpunkt gelangen

7 Seite wechseln

Einfach
- halbes Tempo
- mit einem Fuss vorlaufen statt zu springen und dann zurück in die Ausgangsstellung kommen
- Seite wechseln

Fordernd
- Tempo erhöhen
- Sprünge finden ausschliesslich auf dem Vorderfuss statt
- ohne Zwischensprung direkt drehen

Gehirntraining
Die Varianten der Jumping-Jacks helfen uns, das Gehirn ein bisschen zu fordern, indem wir die Koordinationsfähigkeit auf die Probe stellen und eine eigentlich gewohnte Übung zu einer Herausforderung machen. Es kann dir helfen, dabei die Worte «vor» und «zurück» zu sagen, um dem Gehirn etwas Unterstützung zu bieten.

Übung 17

CRUNCH

ACHTUNG
- Bauchübung! Keine Hüftbeuger-Übung
- Steiss- und Kreuzbein bleiben wie angeklebt am Boden
- ebenso sind die Fersen am Boden
- Bauchmuskeln drücken gegen den Rücken!

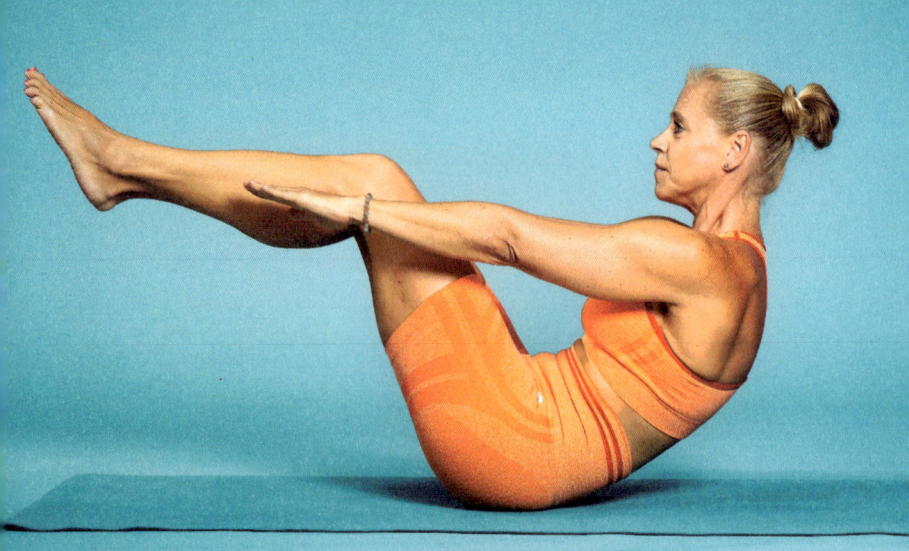

1 Rückenlage
2 Füsse aufstellen, Fersen in den Boden drücken
3 Steissbein und Kreuzbein auf den Boden pressen
4 Schultern abheben
5 Brust raus
6 mit dem Oberkörper Richtung Knie bewegen
7 Hände dürfen den Kopf sanft halten oder seitlich mit hochkommen
8 Bauch anspannen
9 kleine Bewegungen aufwärts, ohne dass der untere Rücken die Matte verlässt

Einfach
- nur die Schultern vorbringen
- unterer Rücken bis zur Brustwirbelsäule bleibt am Boden

Fordernd
- Hände neben den Oberschenkeln platzieren
- Hände gehen nach vorne in Richtung Unterschenkel
- Füsse vom Boden abheben
- Fingerspitzen gehen beim Hochkommen über die Knie
- nur kurzes Absenken des Oberkörpers, dann wieder vor
- Bauch verharrt in der Spannungshaltung

Übung 18

KNEE-PULL-AND-KICK

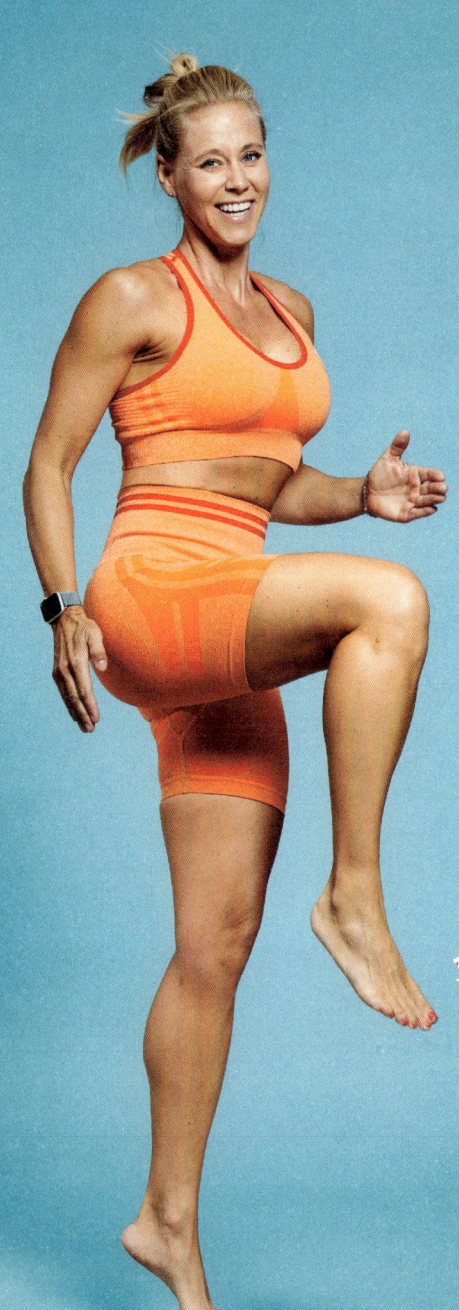

ACHTUNG
- Sprünge sollten kontrolliert und mit leicht gebeugtem Knie ausgeführt werden
- Kicks unbedingt führen und nicht unkontrolliert «rausschiessen»

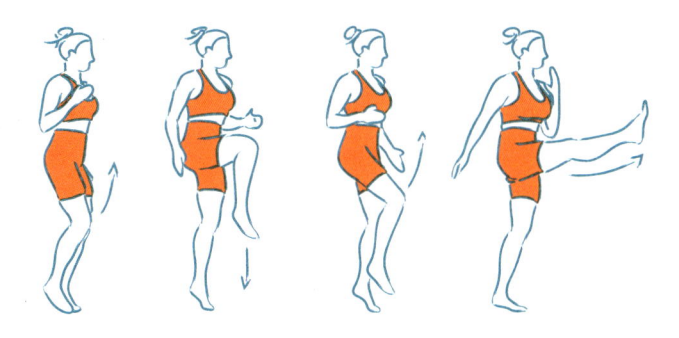

1. lockerer, hüftbreiter Stand
2. ein stabiles Standbein wählen
3. Knie sind nicht ganz durchgedrückt
4. Sprunggelenk des Standbeins ist locker
5. anderes Bein zieht an, setzt ab und kickt
6. mehrmals wiederholen
7. leichtes Springen oder Wippen des Standbeins
8. Hüfte ist stabil vorgeschoben
9. Bauch ist gespannt
10. Arme schwingen mit – rechter Arm, linkes Bein und umgekehrt

Einfach
- nicht springen
- nur das Knie hochziehen und absetzen, dann kicken

Fordernd
- Sprünge auf dem Standbein
- aktive Armarbeit
- Knie sehr hoch ziehen
- Kick möglichst hoch platzieren

Übung 19

SUMO-SQUAT

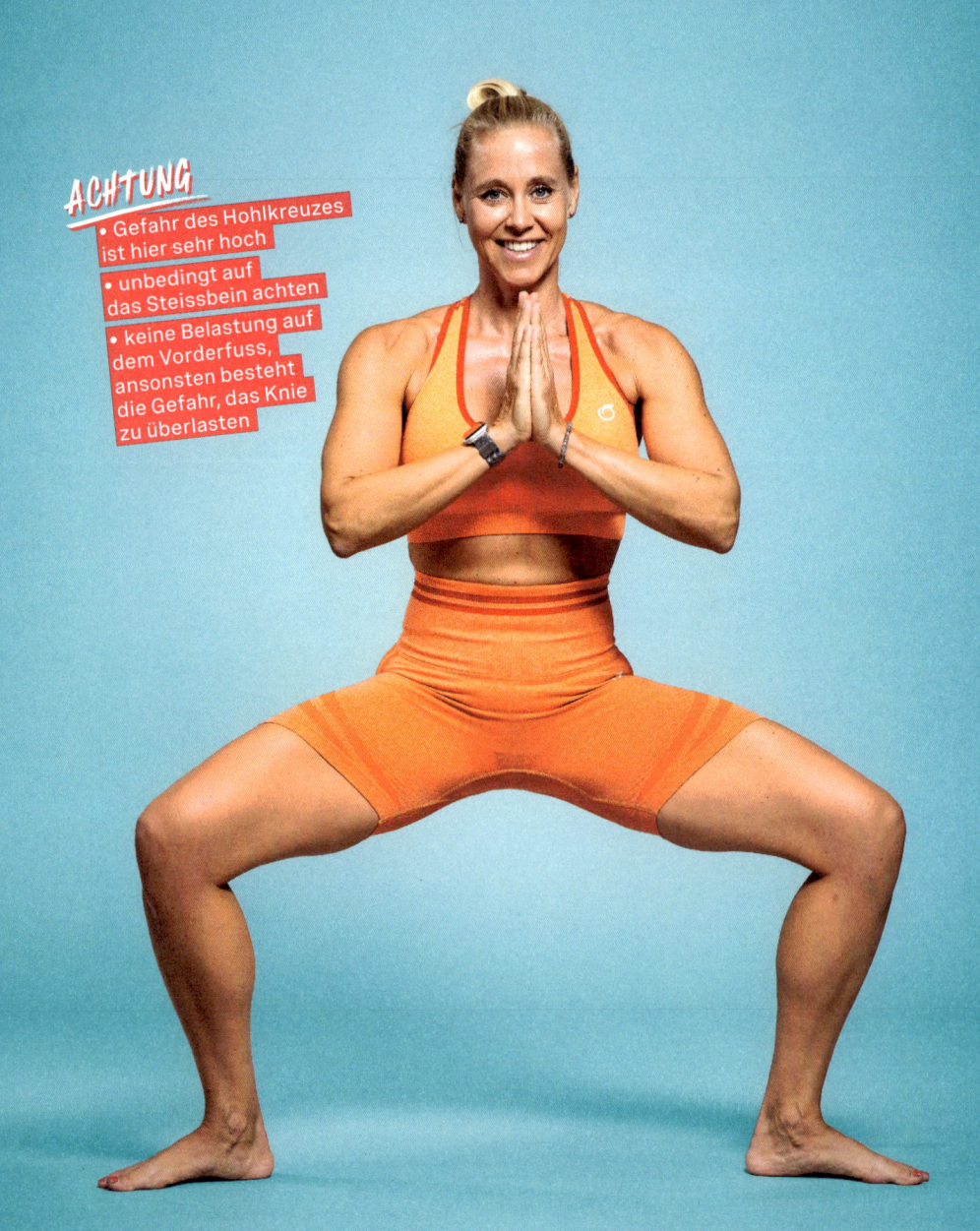

ACHTUNG
- Gefahr des Hohlkreuzes ist hier sehr hoch
- unbedingt auf das Steissbein achten
- keine Belastung auf dem Vorderfuss, ansonsten besteht die Gefahr, das Knie zu überlasten

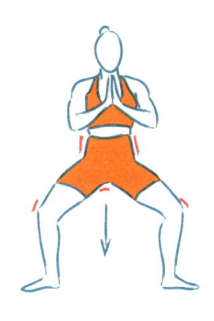

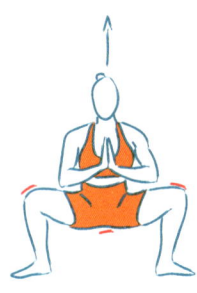

1. stelle dich wie ein Sumoringer hin
2. offene Grätsche
3. Zehenspitzen zeigen nach aussen
4. Knie in Richtung kleine Zehen bringen
5. Hüfte stark vordrücken
6. Schultern bleiben tief
7. Handflächen kommen mit Druck vor der Brust zusammen
8. Bauch leicht anspannen
9. Steiss Richtung Boden bringen, nur so tief, bis das Becken ins Hohlkreuz gehen will
10. bevor die Hüfte ausbricht, wieder hochkommen
11. dabei Fersen nutzen und Gewicht auf die Fersen bringen
12. Knie weiter nach aussen drücken
13. innerer Oberschenkel arbeitet mit Gesäss zusammen

Einfach
- je offener die Grätsche, desto schwieriger die Übung und die Ansteuerung
- daher Beine näher zusammen
- nicht so tief runtergehen
- Fersen dennoch belasten
- inneren Oberschenkel spüren

Fordernd
- Zehenspitzen zeigen weit nach aussen
- Beine sind weit auseinander
- Hüfte vor - kein Ausbrechen des Beckens ins Hohlkreuz
- Arme gestreckt über dem Kopf halten
- volle Kraft auf die Fersen

HEELS-TO-BUTT

Übung 20

ACHTUNG
- Hüfte sollte nicht ausbrechen – unbedingt gegensteuern!
- Knie werden beim Anziehen gedehnt, deshalb unbedingt weich landen!

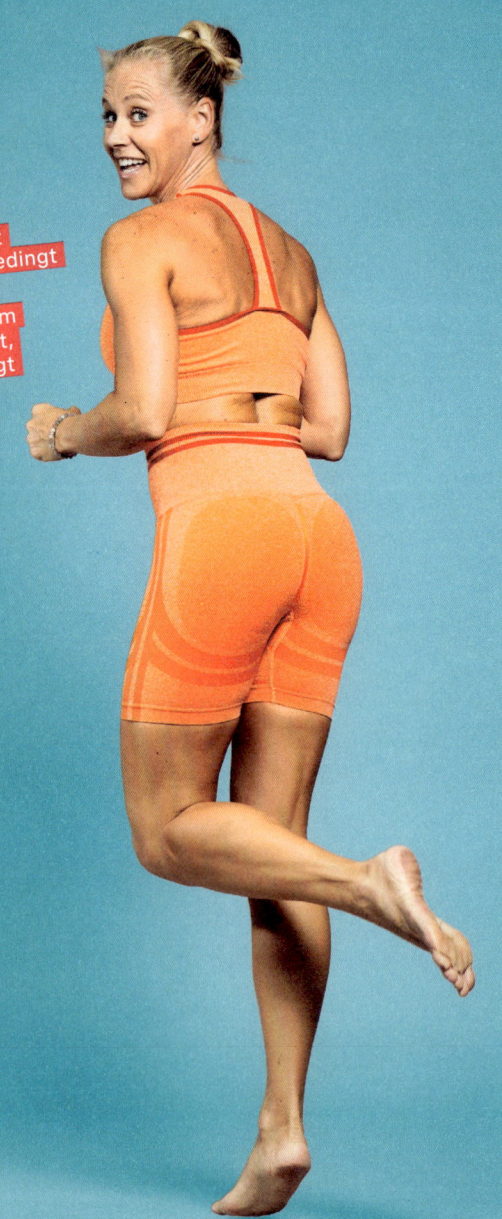

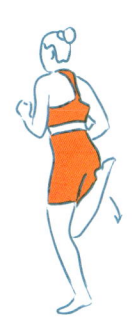

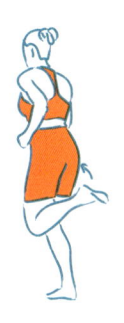

1. lockerer, hüftbreiter Stand
2. Fersen abwechselnd kraftvoll Richtung Po ziehen
3. dabei auf der Stelle laufen
4. Arme schwingen locker mit oder legen sich zum Schutz des Pos auf die Pobacken
5. Oberkörper ist leicht vorgebeugt
6. Knie zeigen leicht nach aussen
7. locker auf den Vorderfüssen landen
8. kein Absetzen der Fersen
9. gleich das andere Bein anziehen
10. Schultern runterdrücken
11. Hüfte vor
12. kein Hohlkreuz

Einfach
- jeweils das Bein wieder absetzen und erst dann das andere Bein anziehen

Fordernd
- kurze, schnelle Abfolge des Heranziehens
- Fersen berühren jedes Mal den Po
- Arme gehen abwechselnd nach oben
- Oberkörper ist möglichst gerade

Übung 21

TUCK-INS

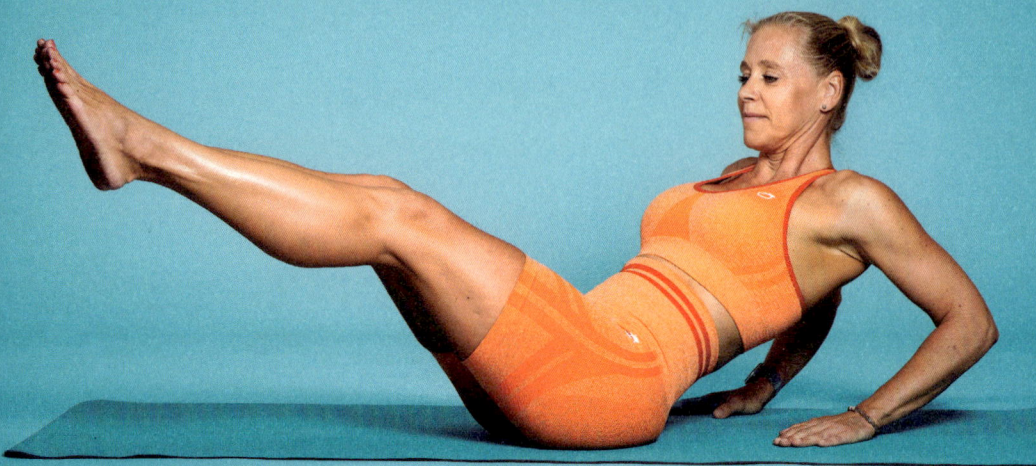

ACHTUNG
- Hüftbeuger beobachten und aus der Verantwortung nehmen
- dazu Bauch extrem anspannen
- atmen nicht vergessen

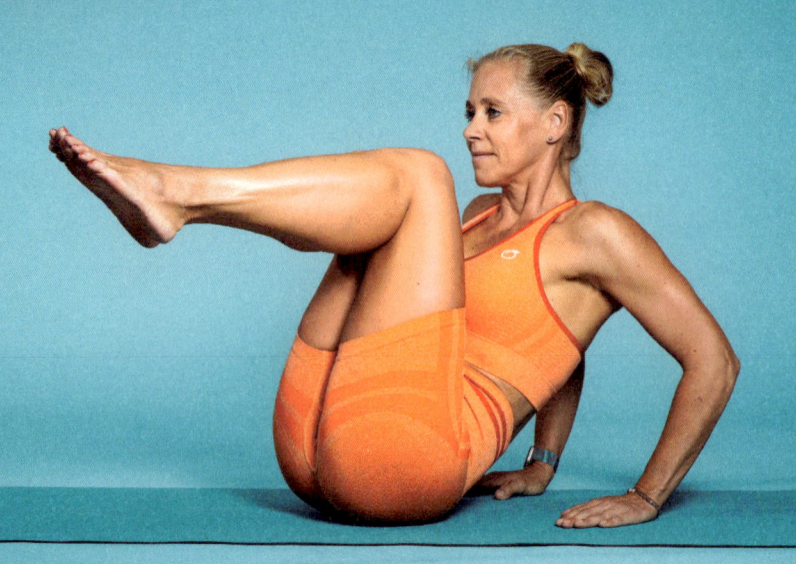

1. sich auf den Boden setzen
2. Unterarme ablegen
3. Hände liegen flach auf der Matte
4. Hüfte vorholen
5. unteren Rücken mit Steiss- und Kreuzbein am Boden lassen
6. Beine aufstellen
7. Füsse nun abheben
8. Knie Richtung Schlüsselbein/Kinn ziehen
9. Hände seitlich abstellen
10. Oberkörper bleibt stabil und in Stellung
11. Unterarme liegen unterstützend neben dem Körper
12. Beine führen die Bewegung aus
13. Kraft kommt aus dem Bauch
14. Bauch aktiv mit anspannen
15. Brust raus
16. Schultern bleiben weg von den Ohren

Einfach
- Beine abwechselnd anziehen
- ein Bein jeweils stehen lassen

Fordernd
- Beine nicht anwinkeln, sondern strecken
- Beine nur so weit absinken lassen, wie die Hüfte es zulässt
- unbedingt den Bauch voll aktivieren

Übung 22

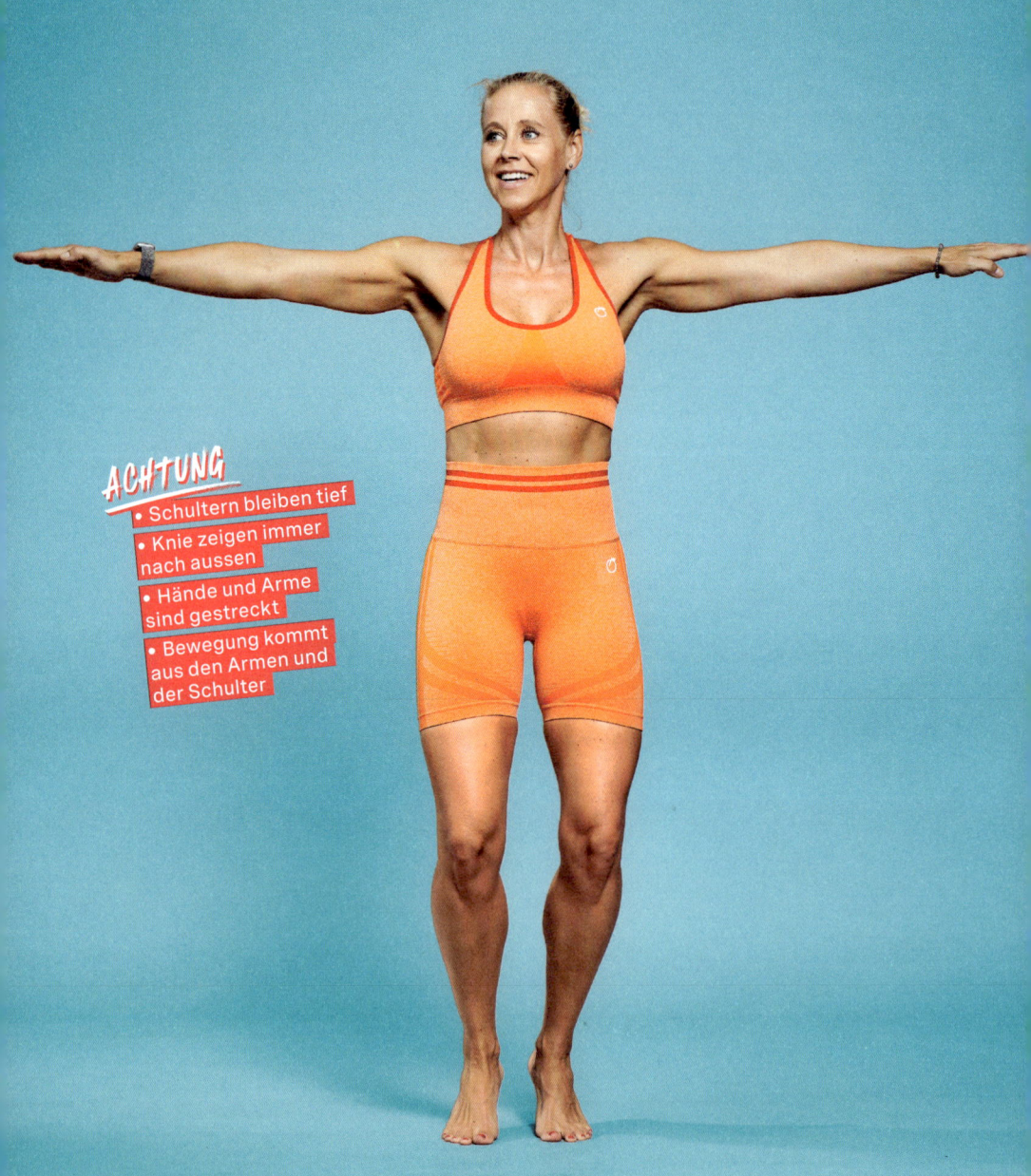

DRAGONFLIES

ACHTUNG
- Schultern bleiben tief
- Knie zeigen immer nach aussen
- Hände und Arme sind gestreckt
- Bewegung kommt aus den Armen und der Schulter

1 leicht offener, stabiler Stand
2 Zehenspitzen zeigen nach aussen
3 Arme lang zur Seite ausstrecken
4 mit gestreckten Armen kleine Rückwärtskreise machen
5 Kreisradius misst ca. 20 cm
6 Handgelenke sind stark
7 Füsse trippeln auf der Stelle
8 Knie zeigen nach aussen
9 Hüfte vor
10 Bauch ist unter Spannung

Einfach
- Kreise etwas vergrössern und Tempo verringern

Fordernd
- sehr kleine, schnelle Bewegungen machen
- Knie leicht beugen, nach aussen richten und trippeln
- Po dabei nach hinten absenken
- Hüfte vorgebeugt lassen

Übung 23

ROOT-SIT

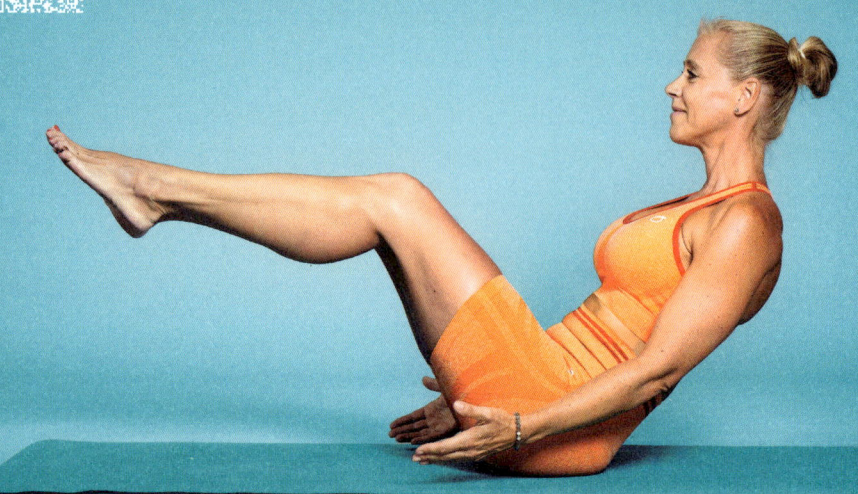

ACHTUNG
- kein Hohlkreuz
- Hüftbeugemuskulatur locker lassen (es zumindest versuchen!)
- Bauch bewusst anspannen

1 sich hinsetzen in Form eines «Wurzelzeichens», das du vermutlich noch aus dem Mathematikunterricht kennst

2 Oberkörper ist aufrecht

3 Hüfte ist dennoch vorgeschoben

4 Brust raus

5 kein Hohlkreuz

6 Bauchspannung aufbauen und halten

7 Knie anheben und Waden strecken, sodass ein «V» entsteht

8 Arme dürfen minimal bei der Stabilisierung helfen

9 stabil in der Haltung verharren

Einfach
- Hände flach neben die Hüfte auf den Boden stützen
- Füsse abwechselnd absetzen

Fordernd
- Arme lang über dem Kopf ausstrecken
- Hände anspannen
- Beine ebenfalls lang ausstrecken
- Füsse strecken

Übung 24

SINGLE-LEG-FRONT-AND-BACK-KICK

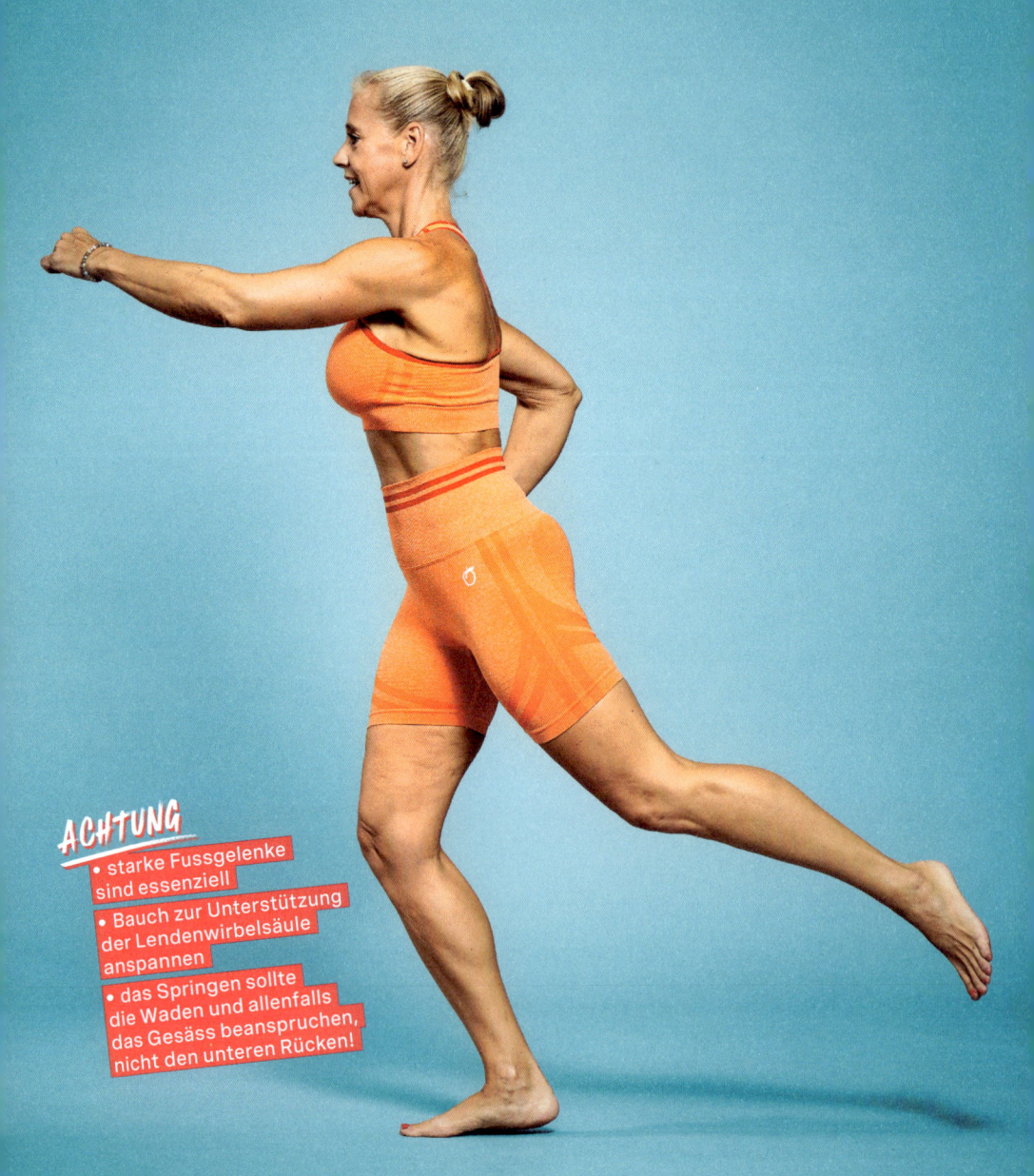

ACHTUNG
- starke Fussgelenke sind essenziell
- Bauch zur Unterstützung der Lendenwirbelsäule anspannen
- das Springen sollte die Waden und allenfalls das Gesäss beanspruchen, nicht den unteren Rücken!

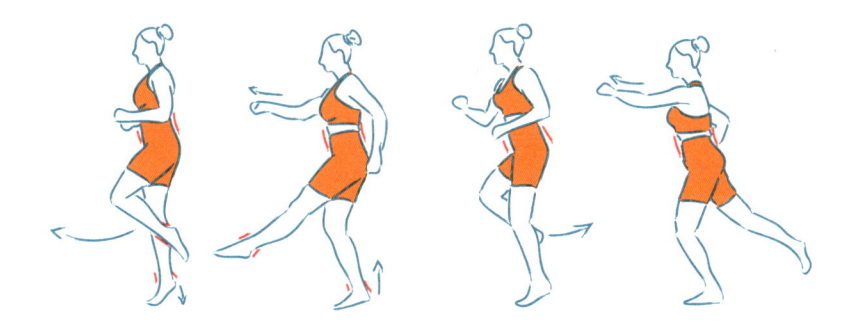

1 lockerer, hüftbreiter Stand

2 Grundübung ist das Vor-und-zurück-Kicken

3 linkes Bein kickt nach vorne und geht zurück in die Ausgangsposition

4 rechtes Bein kickt nach hinten und geht zurück in die Ausgangsposition

5 Schultern locker und entspannt mitwippen

6 Arme helfen mit gegengleichen Bewegungen, das Gleichgewicht zu halten

7 Hüfte vorstrecken

8 Bauch auf Spannung halten

9 in der Mitte des Intervalls die Beine wechseln, also rechtes Bein kickt jetzt nach vorne und linkes Bein kickt nach hinten

Einfach
- nur einseitig kicken
- anderen Fuss nur locker auf und ab bewegen, jedoch nicht vom Boden abheben
- Knie nach aussen ansteuern
- Tempo wenn nötig verlangsamen

Fordernd
- gut gefederte Sprünge des Sprungbeins
- starke Kicks mit dem anderen Bein
- Arme gehen abwechselnd hoch (können auch starke Boxhiebe sein)

Übung 25

PUSH-UP

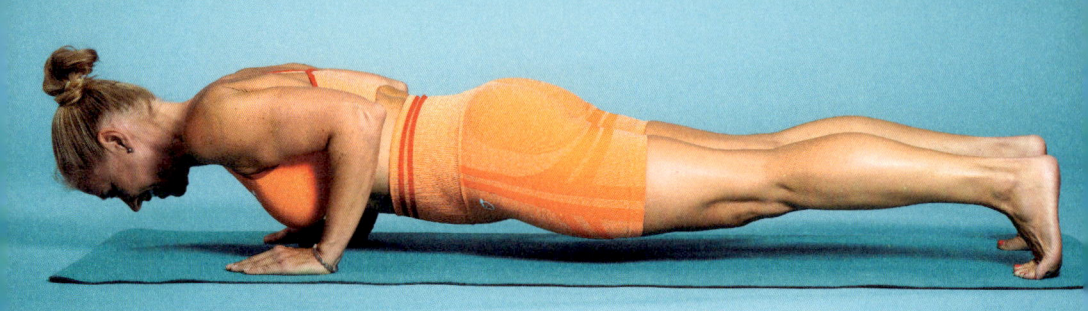

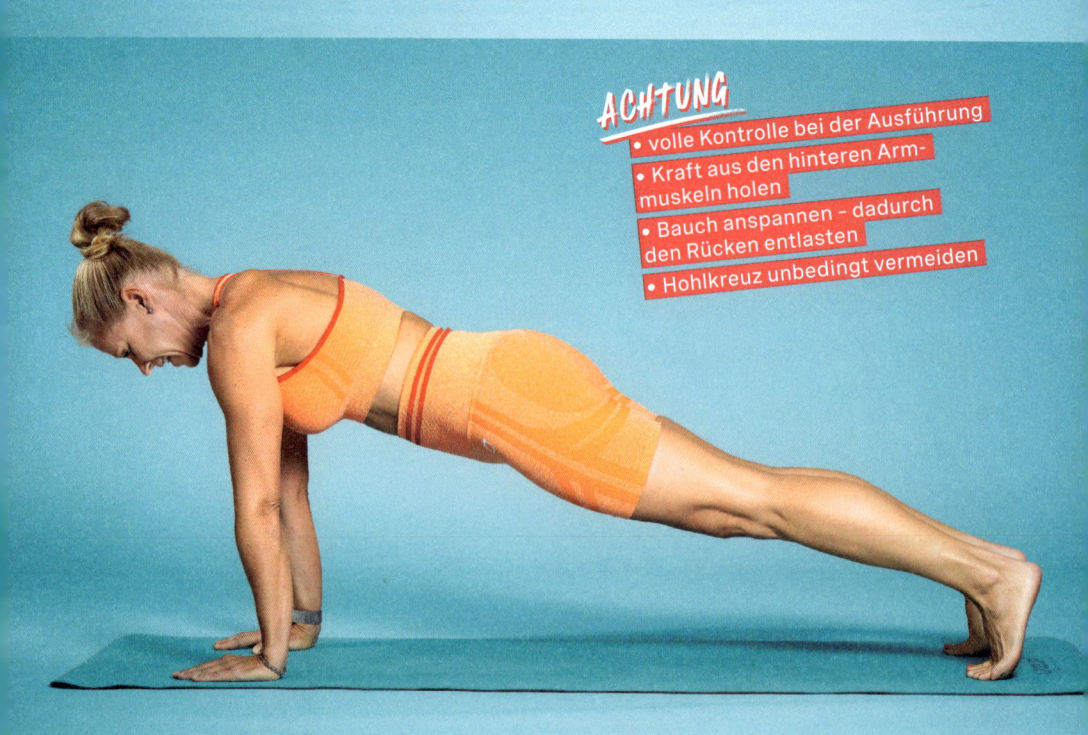

ACHTUNG
- volle Kontrolle bei der Ausführung
- Kraft aus den hinteren Armmuskeln holen
- Bauch anspannen - dadurch den Rücken entlasten
- Hohlkreuz unbedingt vermeiden

1 sich bäuchlings auf den Boden legen

2 Hände rechts und links neben der Brust aufstellen

3 Ellbogen wollen sich hinter dem Rücken treffen

4 Ansteuerung ist auf dem Trizeps

5 Beine lang ausstrecken

6 Füsse aufstellen

7 Hüfte vorschieben

8 Bauch anspannen

9 Zehenspitzen leicht Richtung Bauch ziehen

10 gesamten Körper auf Spannung bringen

11 Arme strecken

12 Handgelenke sind bei gestreckten Armen unter den Schultern

13 kein Hohlkreuz und keine «Kobra», also keine Wellenbewegung

14 Nasenspitze zeigt zum Boden, sodass der Kopf in Verlängerung der Wirbelsäule ist

15 aus dem Trizeps den gesamten Körper hochdrücken

16 langsam wieder bis kurz vor den Boden absetzen

Altbewährte Übung
Der Push-up gehört zu den ältesten Ganzkörperübungen zur Leibeskräftigung und soll schon vor Tausenden von Jahren praktiziert worden sein. Nicht nur die Soldaten im alten Indien, sondern auch die Römer und Griechen nutzten die Übung zur Stärkung des Körpers.

Liegestütze dürfen in keinem Trainingsprogramm fehlen! Sie sind eine hervorragende Ganzkörperübung. Da Liegestütze eine wirklich hochkomplexe Übung sind, empfehle ich dir, mit der einfacheren Variante zu beginnen. Denn auch hier gilt: Nur die richtige Ausführung und die richtige Ansteuerung bringen den gewünschten Erfolg und den angestrebten Kraftzuwachs.

Push-ups sind, ähnlich wie Planks, in ihrer Variabilität kaum zu überbieten. Es gibt sie in zahlreichen Varianten und Schwierigkeitsgraden und je nach Arm- und Handstellung sprechen sie unterschiedliche Muskeln und Muskelgruppen an. Wichtig ist es jedoch, zu Beginn die klassische Liegestütze aus dem Trizeps zu lernen, sodass sich die Schulter- und Trizepsmuskulatur aufbaut und die Schultergelenke nicht überlastet werden.

Einfach
- gleiche Ausgangsposition: sich auf den Bauch legen
- beim Hochdrücken die Beine unterhalb des Knies am Boden lassen
- Körperspannung!
- Knie leicht in den Boden drücken und Richtung Schultern ziehen
- Bauch anspannen
- Hüfte dennoch vorgestreckt
- Kraft kommt aus den Trizepsen
- «Entenpo» unbedingt vermeiden und die Keilposition beibehalten

Fordernd
- ein Bein ca. 10 cm vom Boden abheben
- pro Runde nur mit einem Bein oder abwechselnd arbeiten

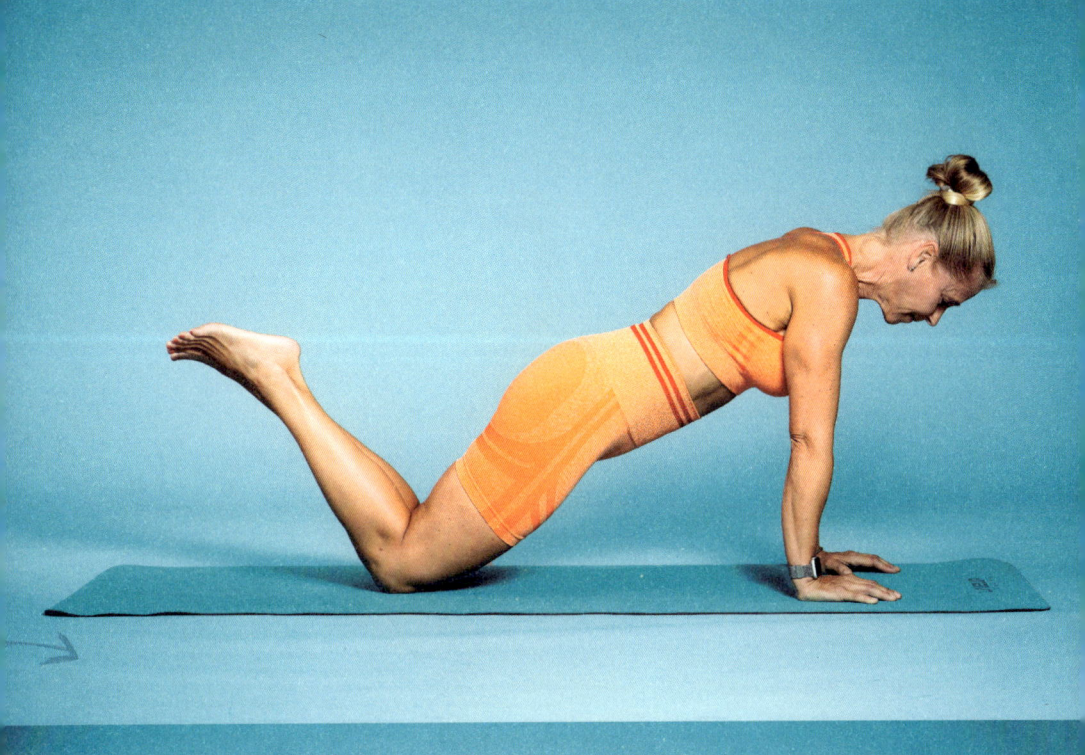

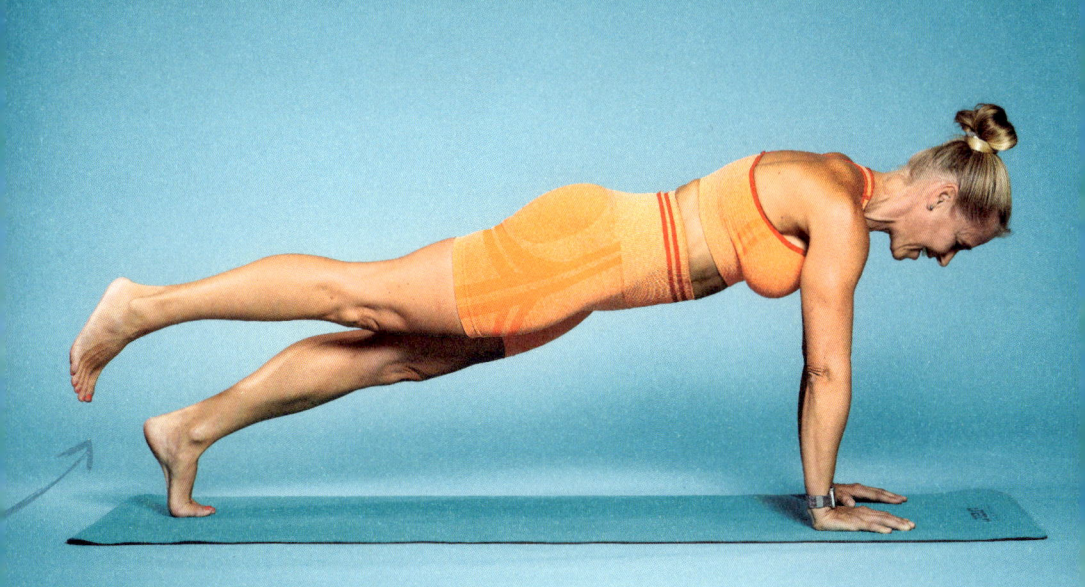

Übung 26

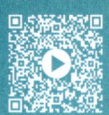

CROSS-PUNCHES

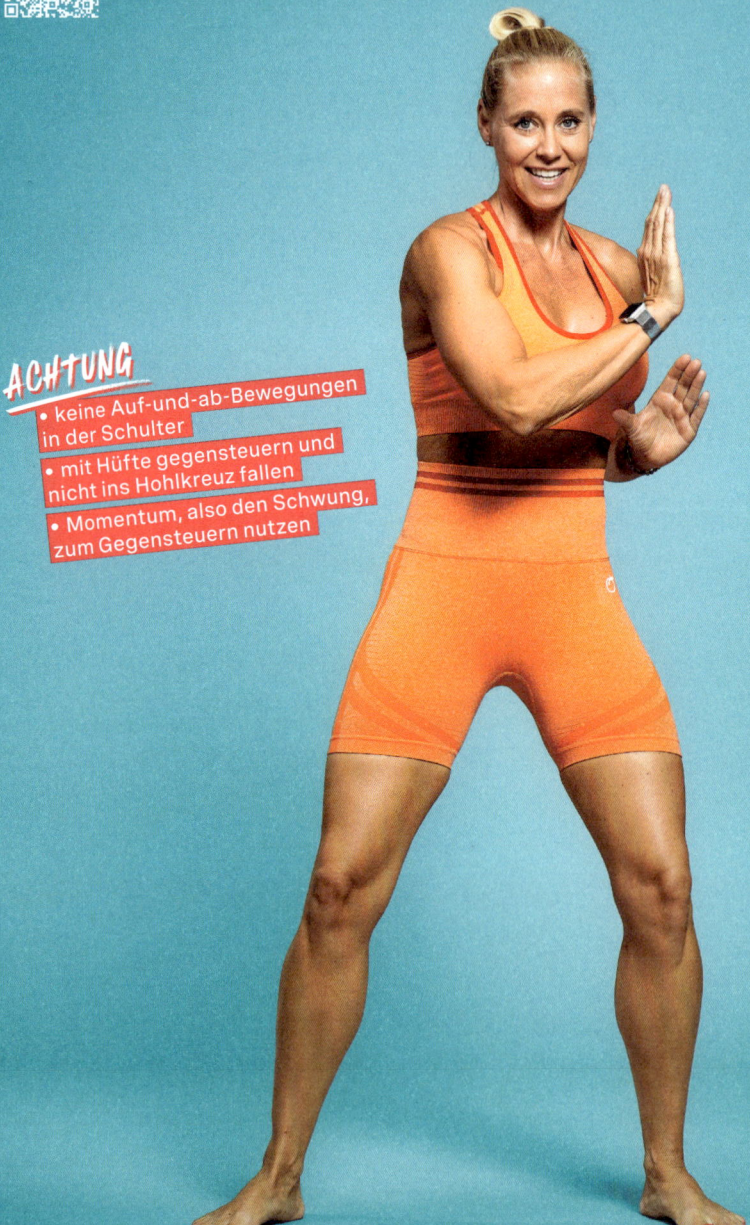

ACHTUNG
- keine Auf-und-ab-Bewegungen in der Schulter
- mit Hüfte gegensteuern und nicht ins Hohlkreuz fallen
- Momentum, also den Schwung, zum Gegensteuern nutzen

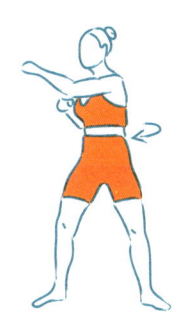

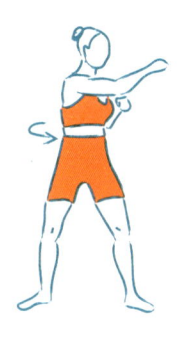

1 offener Stand in der Grätsche

2 Arme anwinkeln und Hände anspannen

3 Schultern bleiben tief

4 Hüfte vor

5 Bauch ist angespannt

6 Knie zeigen nach aussen in Richtung kleine Zehen

7 mit dem linken Arm über Kreuz nach rechts boxen

8 Handgelenk bleibt stabil

9 zurück zur Mitte

10 mit dem rechten Arm über Kreuz nach links boxen

11 aus der Brustwirbelsäule drehen

12 Kraft kommt aus den seitlichen Bauchmuskeln

13 Hüfte und Knie bleiben stabil

14 schwungvoll, aber kontrolliert boxen

Einfach
- kurzer Halt in der Mitte
- nicht direkt zur anderen Seite übergehen
- bei Bedarf mit dem hinteren Knie in die Boxrichtung mitgehen
- anderes Knie sorgt für Kraft und Balance

Fordernd
- mit dem Handballen und mit angezogenen Händen boxen
- Steiss absenken und Druck auf die Oberschenkel geben
- stabile Hüfte
- Bauch ist stark angespannt
- Rotation aus der Brustwirbelsäule beibehalten

Übung 27

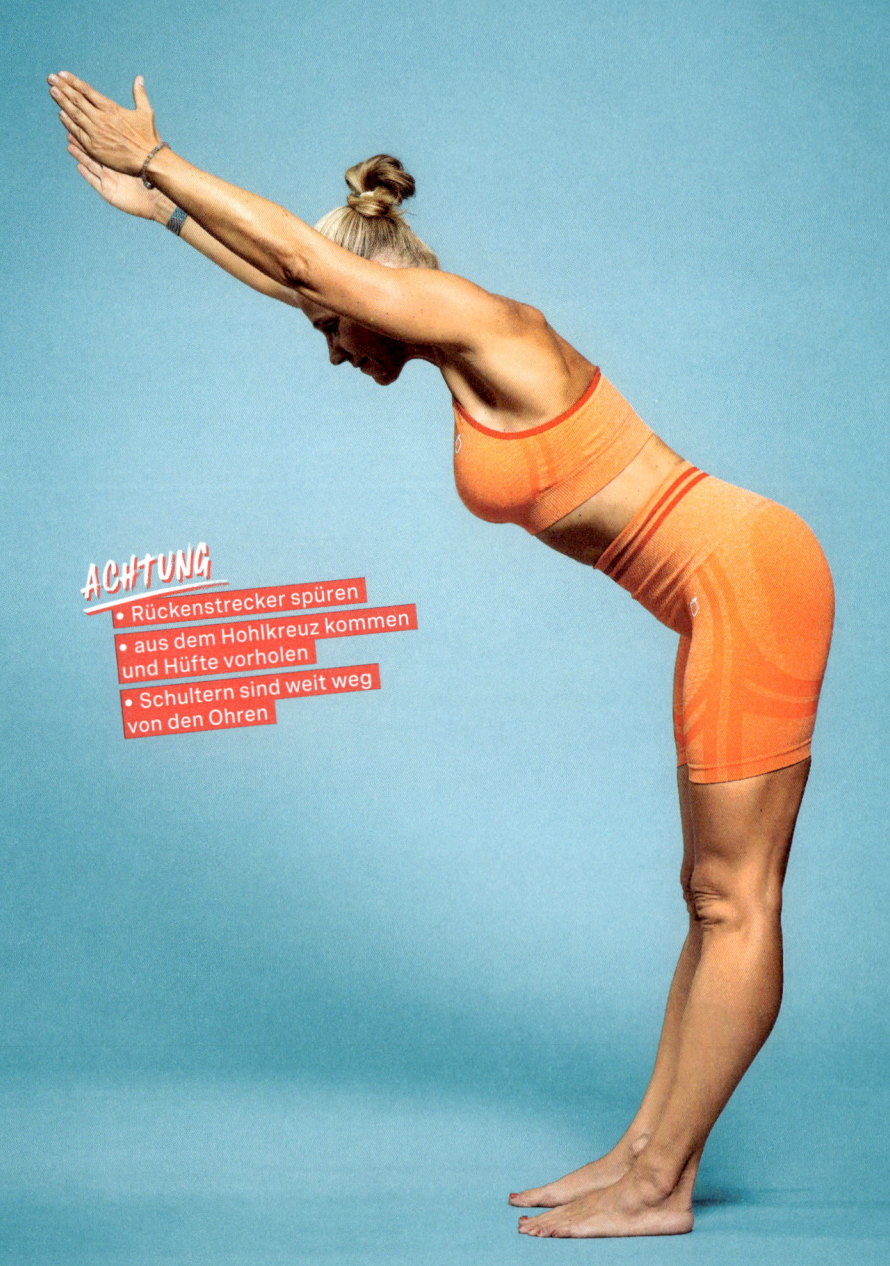

GOOD-MORNINGS

ACHTUNG
- Rückenstrecker spüren
- aus dem Hohlkreuz kommen und Hüfte vorholen
- Schultern sind weit weg von den Ohren

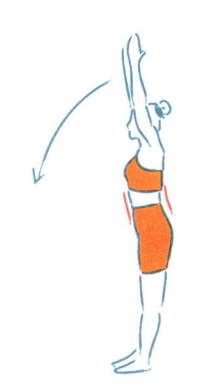

1. aufrecht hinstellen
2. Knie sind leicht gebeugt
3. Arme über den Kopf strecken
4. Oberarme bleiben neben den Ohren oder die Hände liegen auf dem Hinterkopf
5. Schultern dennoch runterdrücken
6. langsam den Oberkörper ab Hüfte vorbeugen
7. Rücken komplett gestreckt lassen
8. Hüfte vor
9. bei 90 Grad anhalten und wieder hochkommen, ohne in der Hüfte auszubrechen

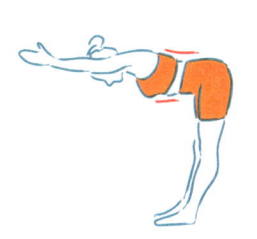

Einfach
- da Hüfte und Bauch unter Kontrolle sein müssen, den Oberkörper nur so weit absenken, wie die kontrollierte Ausführung noch möglich ist
- je gebeugter die Knie, desto einfacher wird es

Fordernd
- gestreckte Beine
- hoch ausgestreckte Arme, Daumen zeigen nach hinten
- Arme bleiben bis zur 90-Grad-Position an gleicher Stelle – klingt trivial, ist es in der Praxis aber nicht

Fokus auf die Ansteuerung
Viele der Übungen, die man vermeintlich «mal eben» durchführt, sind jene, die uns die grössten Schwierigkeiten bei der Ansteuerung machen. Diese Übung zeigt uns sehr genau, wo unsere muskulären Schwachstellen liegen, und wir spüren sofort, wenn die Struktur anstatt der Muskeln das Gewicht halten muss.

Übung 28

CROSS-JACKS

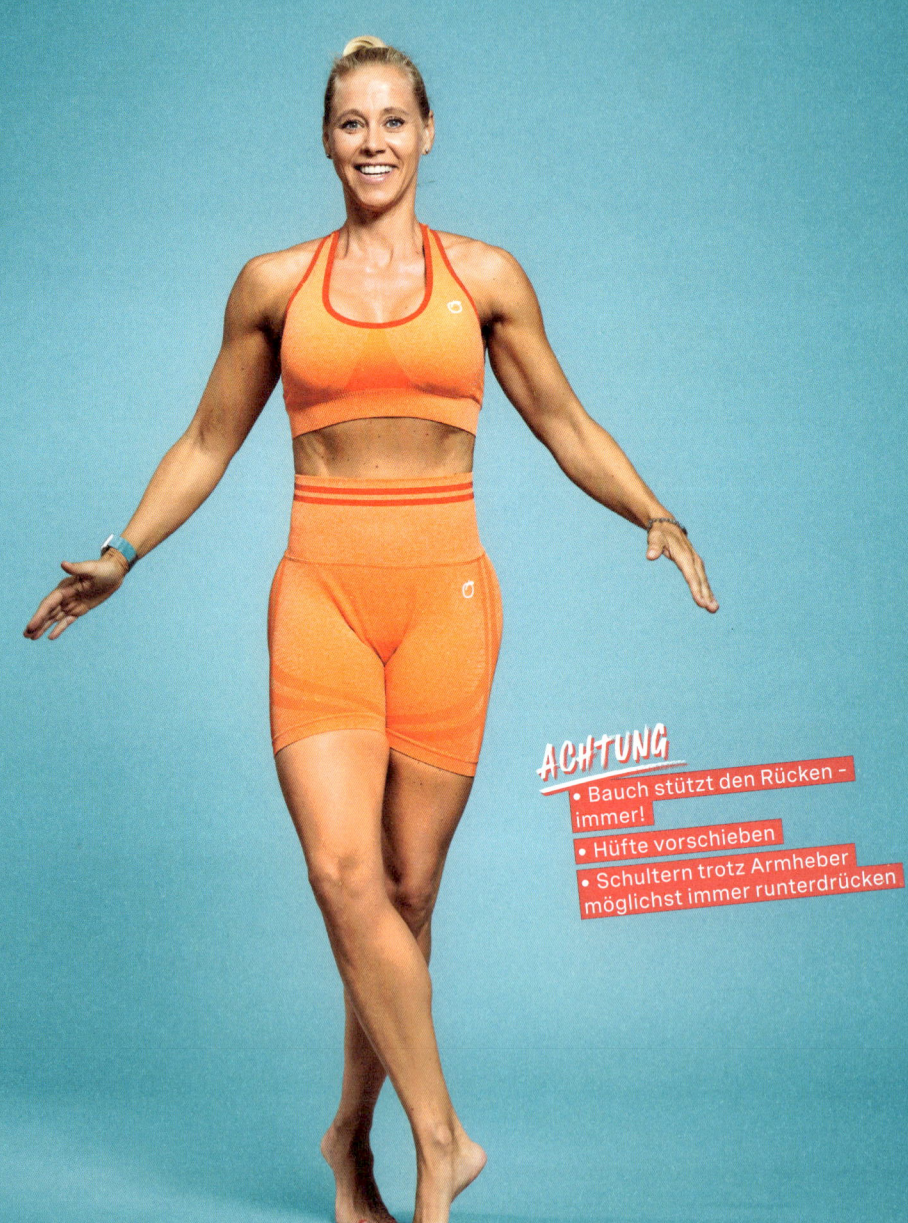

ACHTUNG
- Bauch stützt den Rücken – immer!
- Hüfte vorschieben
- Schultern trotz Armheber möglichst immer runterdrücken

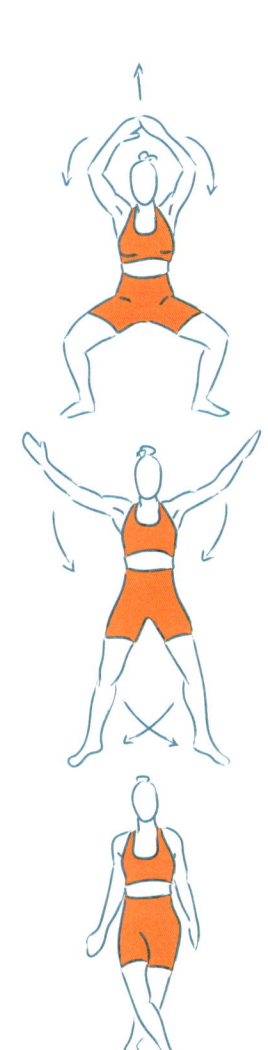

1. lockerer, hüftbreiter Stand
2. Ausgangsübung ist der klassische Jumping-Jack
3. Arme treffen sich bei jedem Sprung in die offene Grätsche über dem Kopf
4. Beine kreuzen sich abwechselnd beim Zuspringen
5. Hüfte ist aktiviert
6. Bauch wird leicht angesteuert
7. Knie gehen nach aussen
8. Knie bleiben aussenrotiert, auch beim Kreuzen
9. Zehenspitzen zeigen nach aussen
10. lockeres Springen auf dem Vorderfuss

Einfach
- laufen statt springen
- Arme langsam nach oben führen, anstatt mit Schwung

Fordernd
- schnelle Sprünge auf den Vorderfüssen
- Ganzkörperspannung
- Handrücken treffen sich über dem Kopf

Kontrolle gegen den Schmerz

Ausdauerübungen verleiten gern dazu, den Körper ein wenig zu entspannen, da wir ja vermeintlich keine Muskelkraft brauchen. Das ist ein Irrglaube! Für fast alle Tätigkeiten brauchen wir unsere Muskeln und jede noch so kleine Bewegung sollten wir bewusst wahrnehmen und steuern. Das kann unter Umständen anstrengend sein und dazu verleiten, mit Schwung und ohne Kontrolle zu arbeiten. Sei dir einfach bewusst: Je mehr gezielte Kontrolle du ausübst, desto weniger Schmerzen hast du.

Übung 29

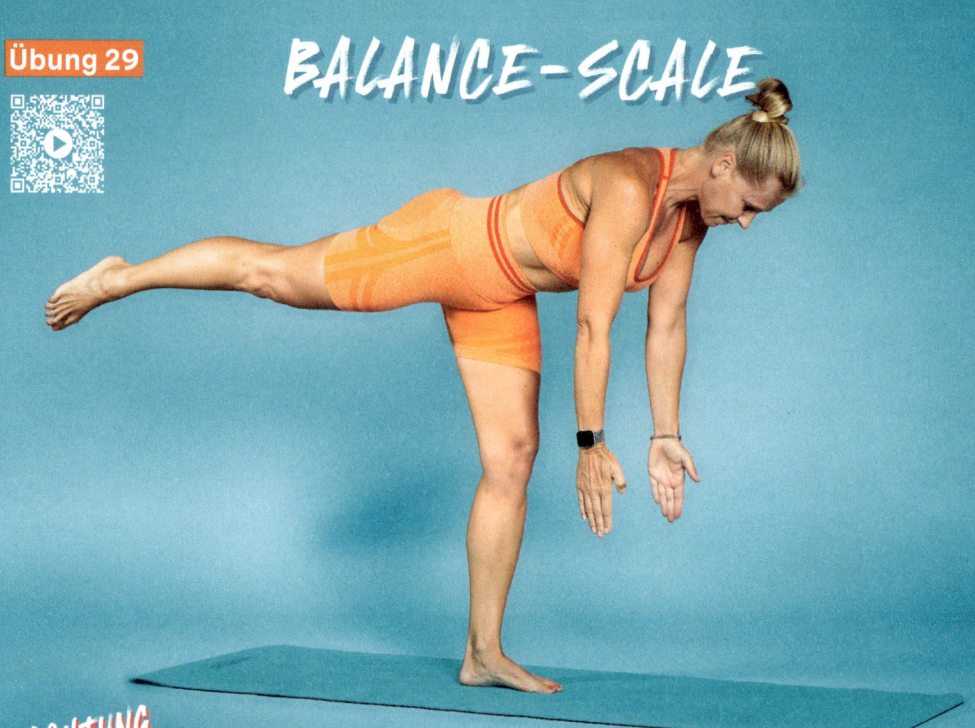

BALANCE-SCALE

ACHTUNG
- Hüfte sollte nicht nach oben öffnen
- Brustbein vorschieben und Schultern zurück
- keinen Rundrücken

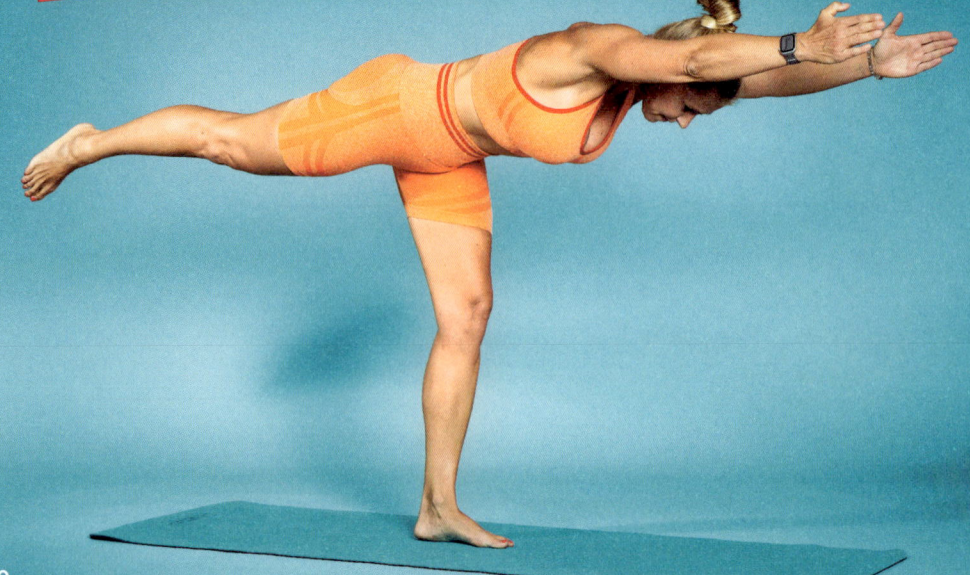

Die sogenannte Standwaage bedarf voller bewusster Körperkontrolle und echter Ausdauer. Sie ist von ihrer Komplexität her mit den Pull-ups, den Klimmzügen bei den Kraftübungen, vergleichbar.

1. ein Standbein wählen
2. Standbein leicht beugen, keine volle Streckung
3. Rücken bewusst aufrichten
4. Hüfte vorschieben
5. Bauch anspannen
6. Brustbein raus
7. Schultern nach hinten
8. Oberkörper vorbeugen
9. das andere Bein gerade nach hinten wegstrecken
10. Ziel: eine Gerade mit dem Rücken und dem Bein bilden
11. Hüfte bleibt zum Boden gerichtet
12. Blick geht neutral nach unten vorn
13. Arme gehen lang nach unten, sind leicht gespannt

Einfach
- Streckbein nur mit der Fussspitze hinten abstellen
- Rücken dennoch gerade und gespannt halten
- Hüfte vor
- Bauch ist gespannt
- Arme hängen lang nach unten

Fordernd
- Arme sind lang gestreckt neben den Ohren («full scale»)
- beim ausgestreckten Bein die Zehenspitzen anziehen

Übung 30

HANDS-TO-TOES

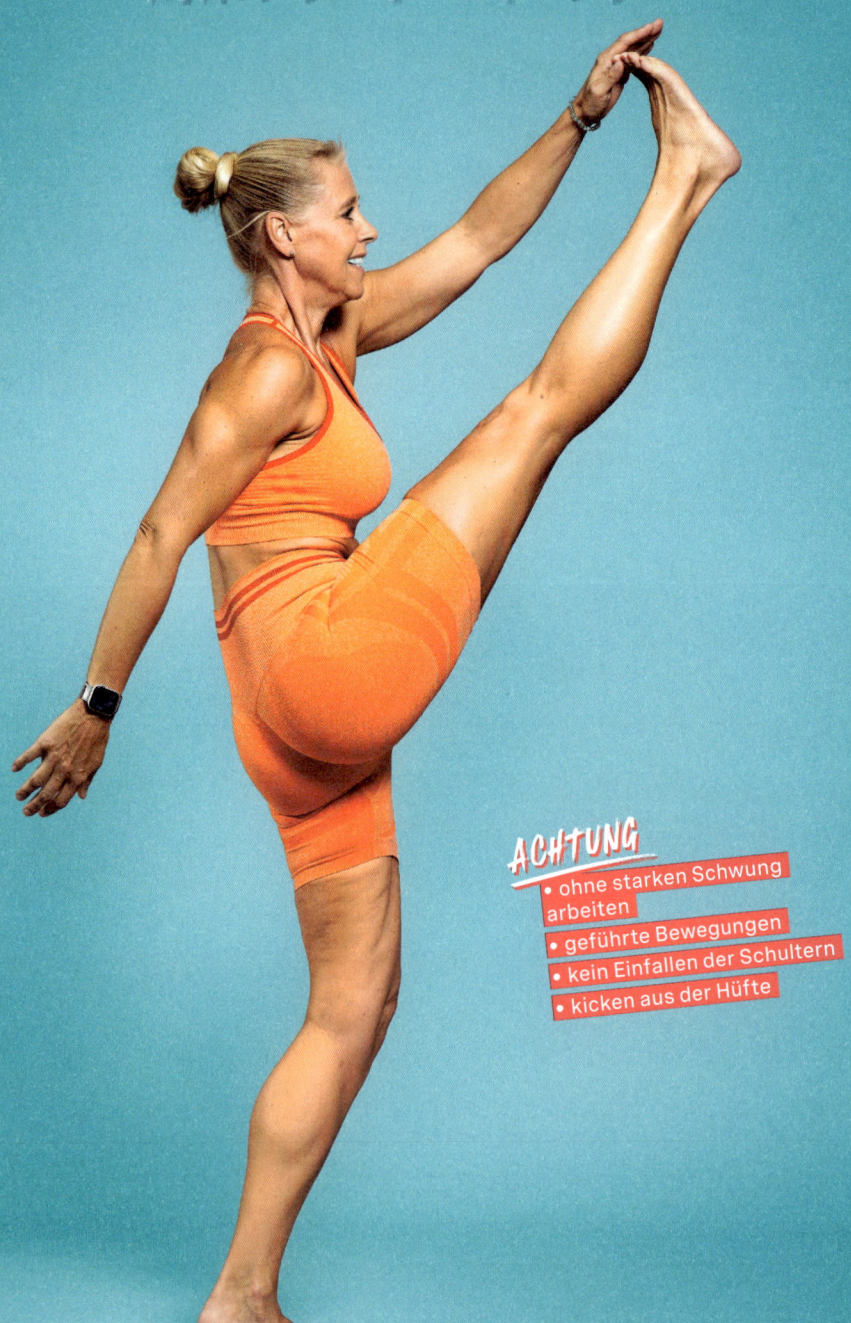

ACHTUNG
- ohne starken Schwung arbeiten
- geführte Bewegungen
- kein Einfallen der Schultern
- kicken aus der Hüfte

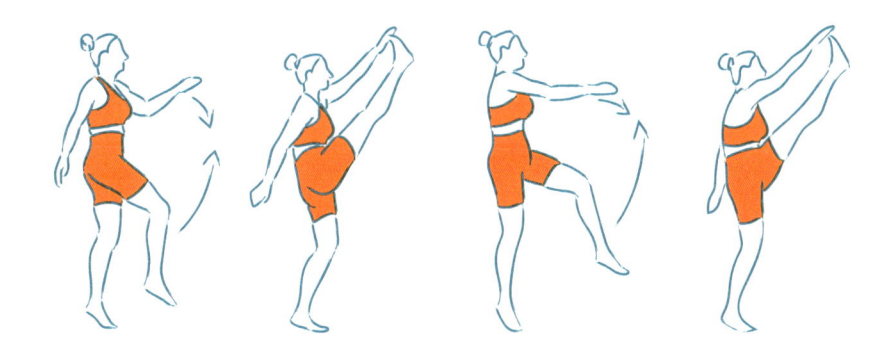

1 lockerer Stand
2 abwechselnd den ausgestreckten Arm vorbringen
3 diagonales Bein gleichzeitig anheben
4 im Idealfall treffen sich Fussspitzen und Fingerspitzen
5 wenn möglich Rücken gestreckt lassen
6 Kick des Beins aus der Hüfte kommend
7 anderes Bein hüpft aus dem Sprunggelenk

Einfach
- kein Hüpfen des stehenden Beins
- Kicken und Vorbringen des Arms, ohne dass sich beide treffen
- allenfalls Hände ans Knie tippen

Fordernd
- hoch gekicktes Bein aus der Hüfte
- lang gestreckter Arm
- Rücken bleibt gerade
- kraftvoller Sprung aus dem zweiten Bein

Wunderwerk Faszien

Beim Springen und Kicken werden verschiedene fasziale Strukturen stark beansprucht. Das fasziale Gewebe speichert elastische Energie und gibt sie bei Bewegungen wieder frei. Bei einem Sprung oder Kick wird das fasziale Gewebe gedehnt und gespannt, ähnlich wie eine Feder. Wenn die Energie dann freigesetzt wird, ermöglicht es eine explosive und kraftvolle Bewegung. Daher sind weniger die Muskeln und ihre Kraft für den Sprung oder Kick verantwortlich, sondern vielmehr die Faszien.

Das Thema Faszien kursiert zurzeit ziemlich viel in den Medien und stellt ein absolutes Wissensmuss in der Trainingslehre und in der Medizin dar. Vielleicht hast du auch schon mal davon gehört. Ich erkläre dir gerne kurz, was damit gemeint ist.

Faszien sind Bindegewebsstrukturen, die unseren Körper durchziehen und unsere Muskeln, Knochen und Organe umhüllen und verbinden. Sie spielen eine wichtige Rolle bei der Funktionsfähigkeit unseres Körpers. Sie sind also ziemlich genau das, was man früher als Bindegewebe bezeichnet hat, und dann fügt man noch alle Bänder, Sehnen, Kapseln und natürlich auch das Gewebe direkt unter der Haut – die Fascia profunda – sowie die feinen weissen Hüllen, die um jede einzelne Muskelfaser zu finden sind, hinzu. Das Tolle daran ist, dass diese Faszien bis ans Lebensende beeinflussbar sind. Sie reagieren auf mechanische Reize von aussen und auch auf Botenstoffe, die durch das Blut und die Grundflüssigkeit weitergeleitet werden. Diese Erkenntnisse sind relativ neu und haben in der Medizin und in der Forschung einen echten Hype ausgelöst. Viele Probleme und Schmerzen lassen sich so endlich erklären und natürlich auch besser behandeln. So zum Beispiel auch Rückenschmerzen im Lendenwirbelbereich. Dort befindet sich die Lumbalfaszie, die man auch grosse Rückenfaszie nennt. Sie erstreckt sich von der Brustwirbelsäule in einer Art Rautenform bis zum Steissbein.

Wenn wir schon beim Thema Faszien sind, dann können wir auch gleich ins nächste und damit letzte Modul starten: das Abkühlen oder die Regeneration.

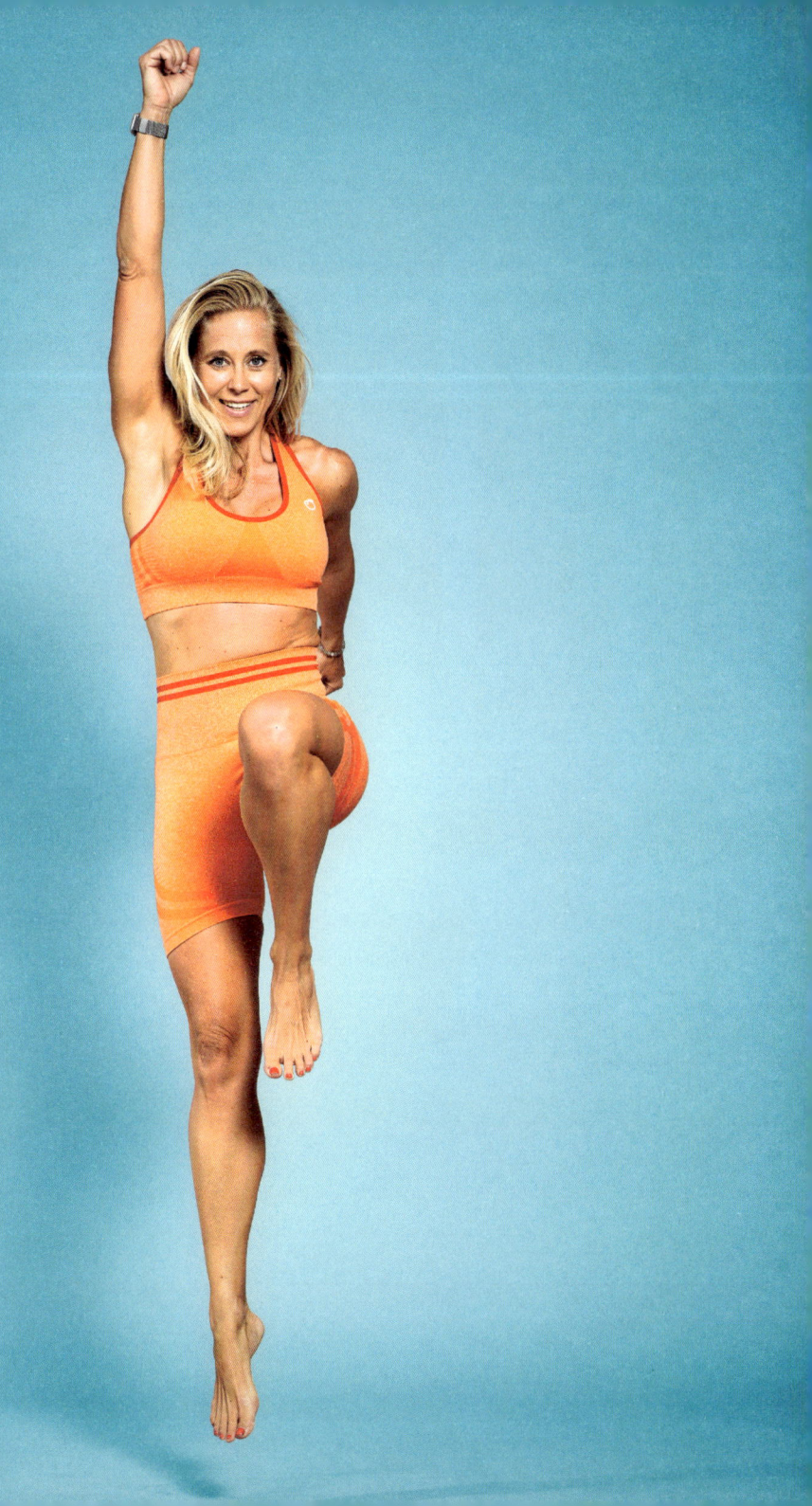

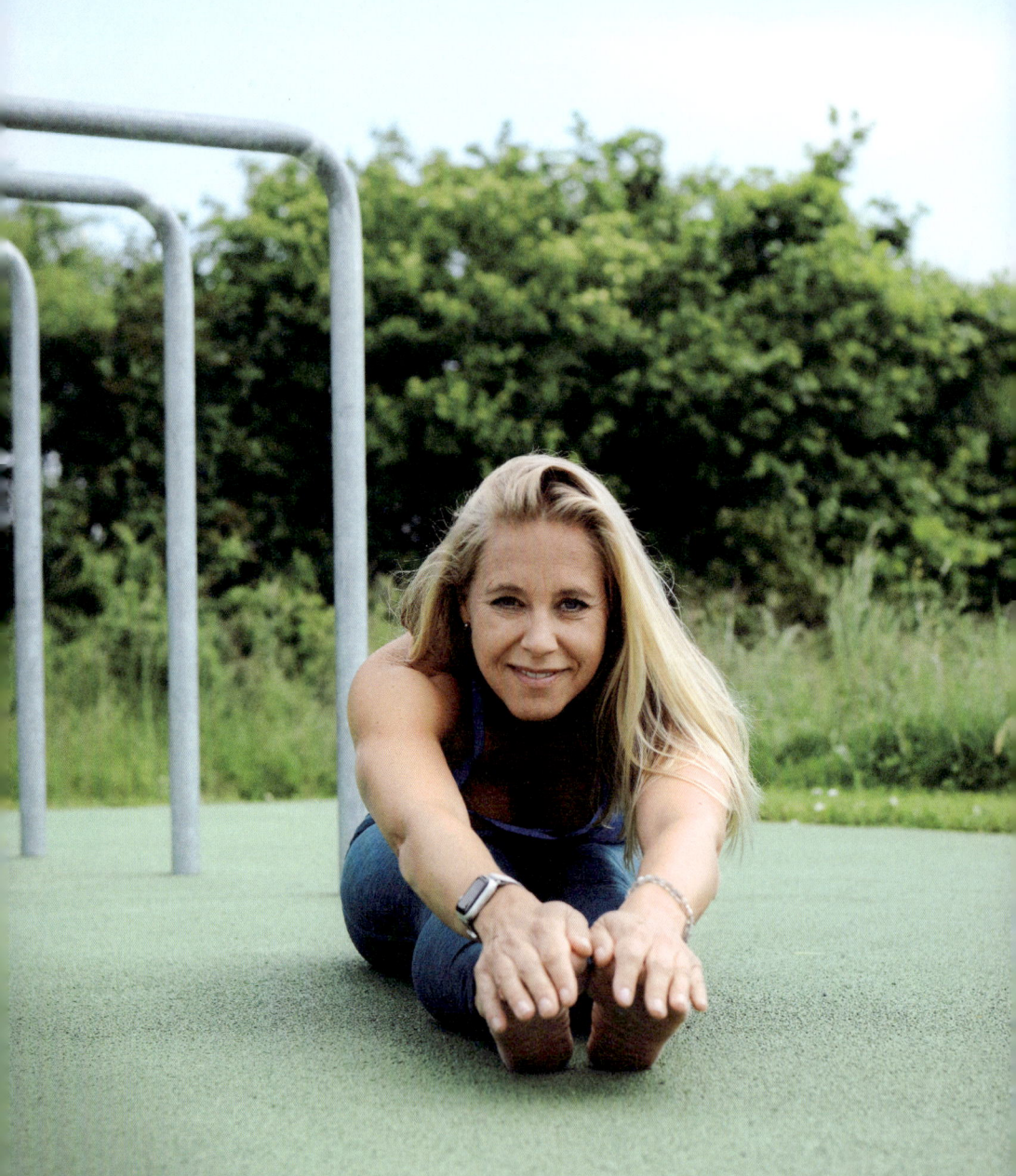

Übung 1-7

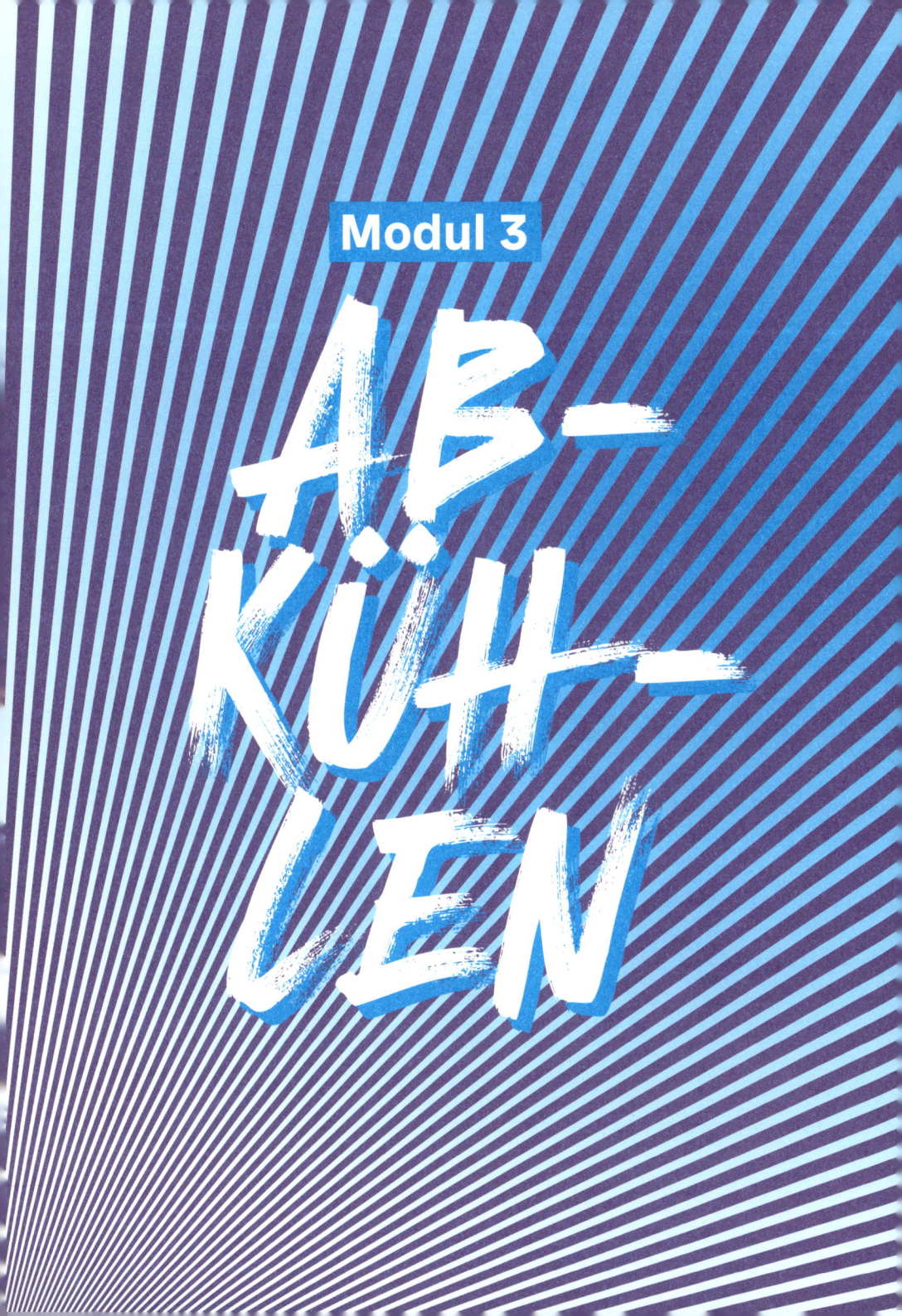

Modul 3

AB-KÜH-LEN

ENTSPANNEN UND REGENERIEREN

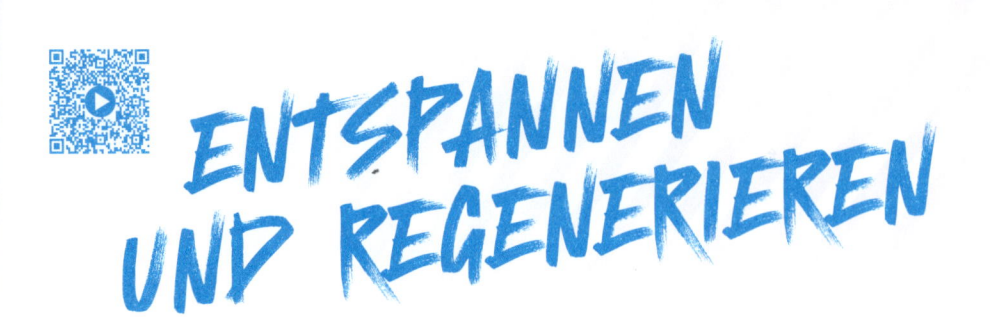

Wir haben während unseres Trainings das «myofasziale System», also die Muskeln im Zusammenspiel mit den Faszien, stark beansprucht. Da ich gerne mit den unterschiedlichen Fasziengeräten arbeite, stelle ich dir hier unter anderem ein paar Übungen mit der Faszienrolle vor. Eine Faszienrolle besteht im Idealfall aus dem Material Polypropylen und ist 30–45 cm lang. Du solltest eine Faszienrolle verwenden, die keinerlei Einbuchtungen oder Noppen hat, da diese Rollen für die Regeneration nicht so gut geeignet sind.

Die Rolle dient zwar nicht nur der Nachbereitung, wird jedoch sehr häufig dafür genutzt. Auch ich nutze sie vermehrt zum druckvollen Bearbeiten der Muskel- und Bindegewebsstruktur nach dem Training, um Muskelkater – der eigentlich streng genommen ein Faszienkater ist – vorzubeugen. Daher ist die klassische Faszienrolle für mich ein Trainingsgerät, das nicht mehr wegzudenken ist.

Wenn du keine Faszienrolle hast, habe ich für dich auch utensilienfreie Übungen zusammengestellt. Ich würde dir aber empfehlen, dir eine Faszienrolle zuzulegen. Du kannst damit die Regenerationszeit verkürzen, deine Durchblutung fördern und sogar Spannungs- oder Schmerzpunkte lösen. Das trägt alles dazu bei, dass du schneller schmerzfrei wirst.

Ein Abkühlen und Runterkommen nach dem Training ist zwar nicht zwingend notwendig, hilft jedoch bei den oben genannten Punkten und auch dabei, die Balance des Körpers wiederherzustellen. Zudem gibt es dem Training einen schönen Abschluss.

Das Bearbeiten der Faszien nach dem Training kann weiterhin merkliche Schmerzlinderungen und Entspannungsgefühle auslösen, ja sogar Schmerzen in den Muskeln verhindern.

Wenn du nur wenig Zeit hast, nutze die Übung «1-Minute-Flow», die ich dir gesondert vorstelle. Ansonsten hast du wie schon in den anderen Modulen wieder die Möglichkeit, die für dich passenden Übungen auszuwählen.

Zum Einstimmen und Vorbereiten auf den letzten Teil lassen wir die Arme erst einmal locker hängen und wippen mit den Füssen, sodass die Arme aus den Schultern herausgleiten. Dadurch geben wir den Faszien die Möglichkeit, sich in der Länge etwas auszudehnen. Da sie bei der muskulären Arbeit immer auch eine Rolle spielen, können sie sich nur «entspannen», wenn auch die Muskeln nicht arbeiten. Das geht am besten mit Schwung- oder Wippbewegungen und eben mit Druck über die Rolle.

Es gibt keine zeitliche Vorgabe, wie oft du hin- und herrollen musst, aber aus der Praxis haben sich 3–5 Rollbewegungen bewährt. Wenn du jedoch bei einer bestimmten Übung öfter rollen möchtest, mach das bitte. Fühle, was da passiert, und wenn es dir guttut, rolle gern häufiger über die Stelle. Du solltest die zu rollenden Bereiche hingegen nicht weniger als 3-mal bearbeiten.

Eine Trainingseinheit zur Regeneration könnte wie folgt aussehen:

Einsteigerinnen und Einsteiger:
2–3 Übungen (einfache, moderate oder fordernde Variante)
bevorzugt solltest du diejenigen Muskelbereiche lockern,
die du zuvor trainiert hast
1-Minute-Flow

Moderate Sportlerinnen und Sportler:
2–3 Übungen in deiner bevorzugten Zeit
und in denjenigen Muskelbereichen, die du zuvor trainiert hast
1-Minute-Flow

Fortgeschrittene:
4–6 Übungen (fordernde oder moderate Variante)
1-Minute-Flow

Starte jetzt mit den Übungen ...

1-MINUTE-FLOW

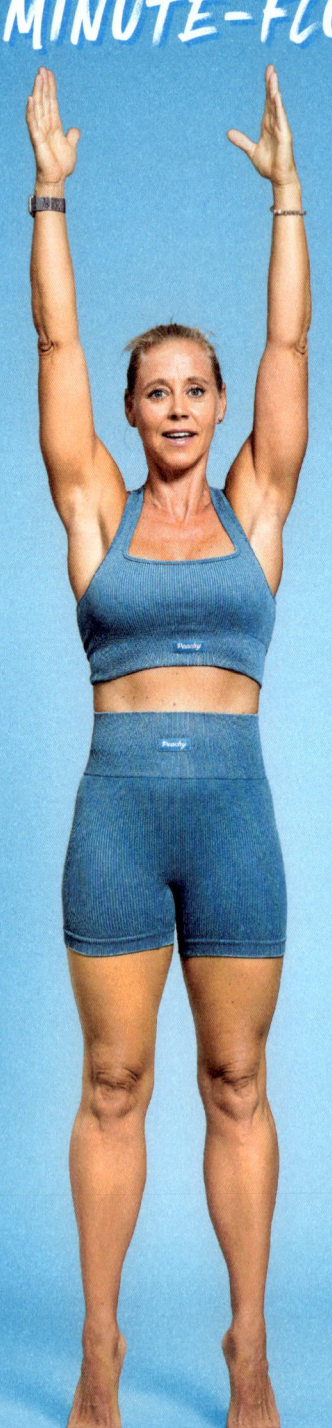

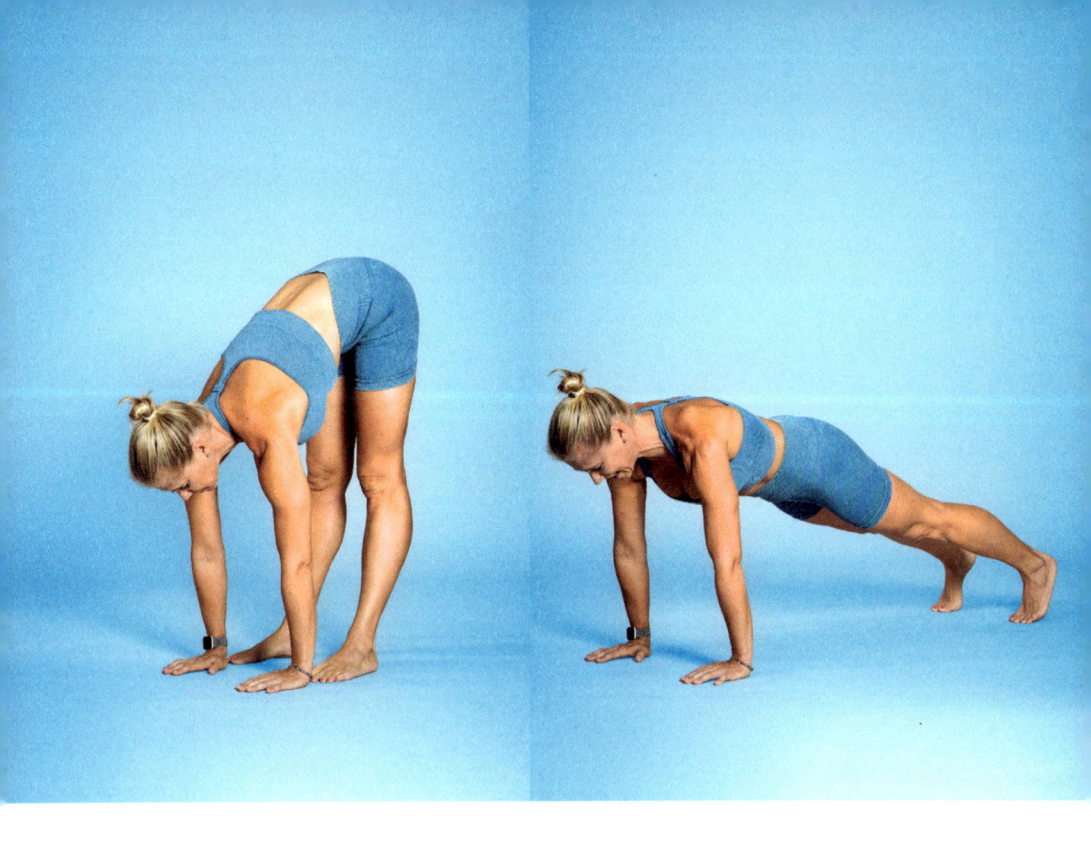

1. lockerer Stand
2. sich stehend lang nach oben ausstrecken
3. allenfalls auf die Zehenspitzen stellen
4. dann mit den Händen an den Beinen hinunterlaufen
5. Beine bleiben gestreckt
6. Hände nach vorn laufen lassen, bis die Position des High Plank (Liegestützposition) erreicht ist

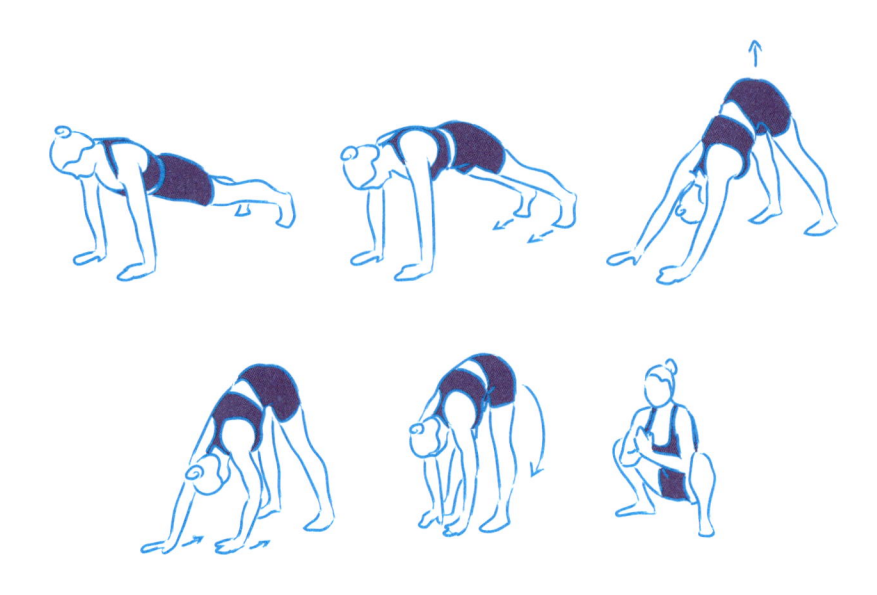

7 mit den Beinen ein Stück nach vorn laufen

8 Beine nun wieder gestreckt halten

9 Steiss in die Luft und die Schulterblätter nach aussen bringen

10 Position ähnelt einem Dreieck

11 du stehst im sogenannten herabschauenden Hund

12 abwechselnd versuchen, die Fersen zum Boden zu bringen

13 pro Fuss ca. 6-mal wiederholen

14 nun langsam die Knie beugen und den Beinen mit den Händen entgegenlaufen

15 Knie zeigen nach aussen und Steiss zeigt Richtung Boden

16 du sitzt wie ein Frosch da

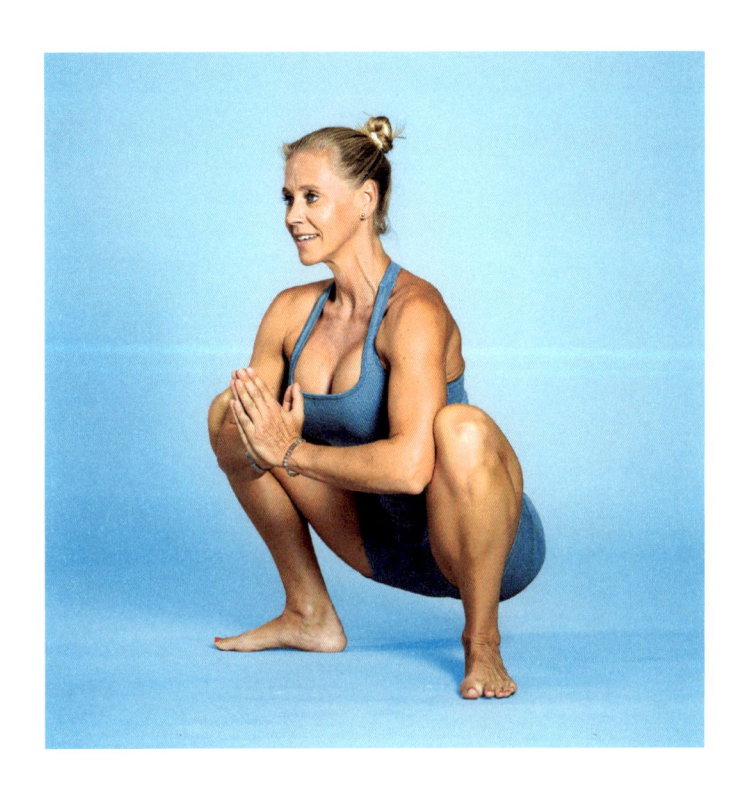

17 Handflächen treffen sich vor der Brust, die Ellbogen drücken die Knie vom Innenschenkel her nach aussen

18 Spannung auf den Rücken bringen und diesen einmal durchstrecken

19 Brust rausdrücken

20 Ellbogen lösen sich von den inneren Oberschenkeln, Knie bleiben auf Spannung nach aussen gerichtet

21 Fersen belasten und das ganze Gewicht darauf bringen

22 sich über die Fersen wieder in den aufrechten Stand drücken

23 dabei aktiv den Po anspannen

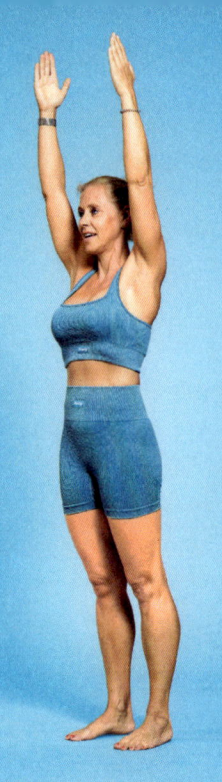

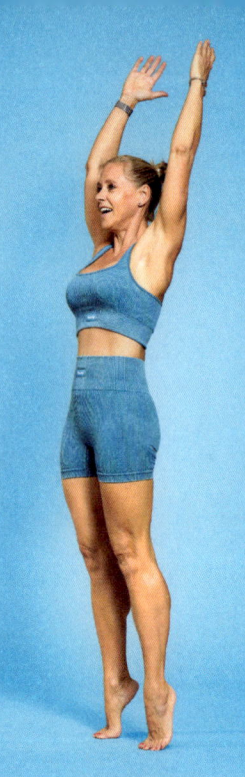

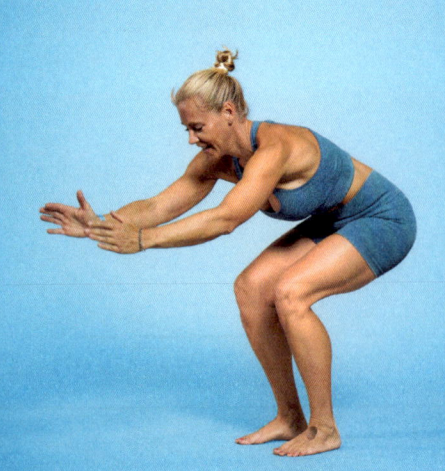

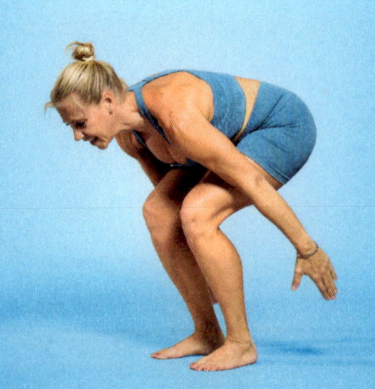

24 Arme wieder über den Kopf bringen

25 tief einatmen

26 Arme inklusive Oberkörper in der Ausatmung schwungvoll Richtung Boden schnellen lassen

27 dabei stets den Bauch leicht anspannen, um die Kontrolle nicht völlig zu verlieren

Dieser kurze, aber durchaus intensive Flow bringt dich zurück in eine ausgeglichene Körperwahrnehmung. Du kannst ihn unabhängig von deiner weiteren Entspannungsroutine immer zum Abschluss eines jeden Trainings durchführen.

Wenn du dich intensiver mit der Regeneration befassen möchtest, gebe ich dir nun ein paar weitere Übungen und Bewegungsabläufe an die Hand, die du beliebig einbauen kannst.

Hierzu nutze ich meist eine Faszienrolle. Ich erkläre dir aber zugleich, wie es auch ohne Rolle möglich ist, den besagten Muskel beziehungsweise die Muskelkette zu bearbeiten.

Gut gerollt ist halb gewonnen

Eine Faszienrolle kann dir an denjenigen Stellen Entspannung verschaffen, bei denen du mit einer Dehnung kaum Erfolg hast. Interessanterweise sind das häufig genau diejenigen Bereiche, die vielen Menschen Probleme bereiten – der untere Rücken, der Nacken oder auch der äussere Oberschenkel. Die Rolle kannst du im Einklang mit deiner Schmerzgrenze einsetzen und sie ist individuell steuerbar. Du wirst sehen, so eine Rolle kann wahre Entspannungswunder erzielen – aber Vorsicht: Der anfängliche «Schmerz» kann dir den Eindruck vermitteln, dass du etwas falsch machst. Er ist aber durchaus normal. Lass dich davon nicht verunsichern. Ich empfehle dir deshalb, die Beschreibungen der Übungen möglichst genau zu lesen und dir allenfalls zusätzlich die Videos dazu anzuschauen.

Übung 1

HAMSTRING
(rückwärtiger Oberschenkel)

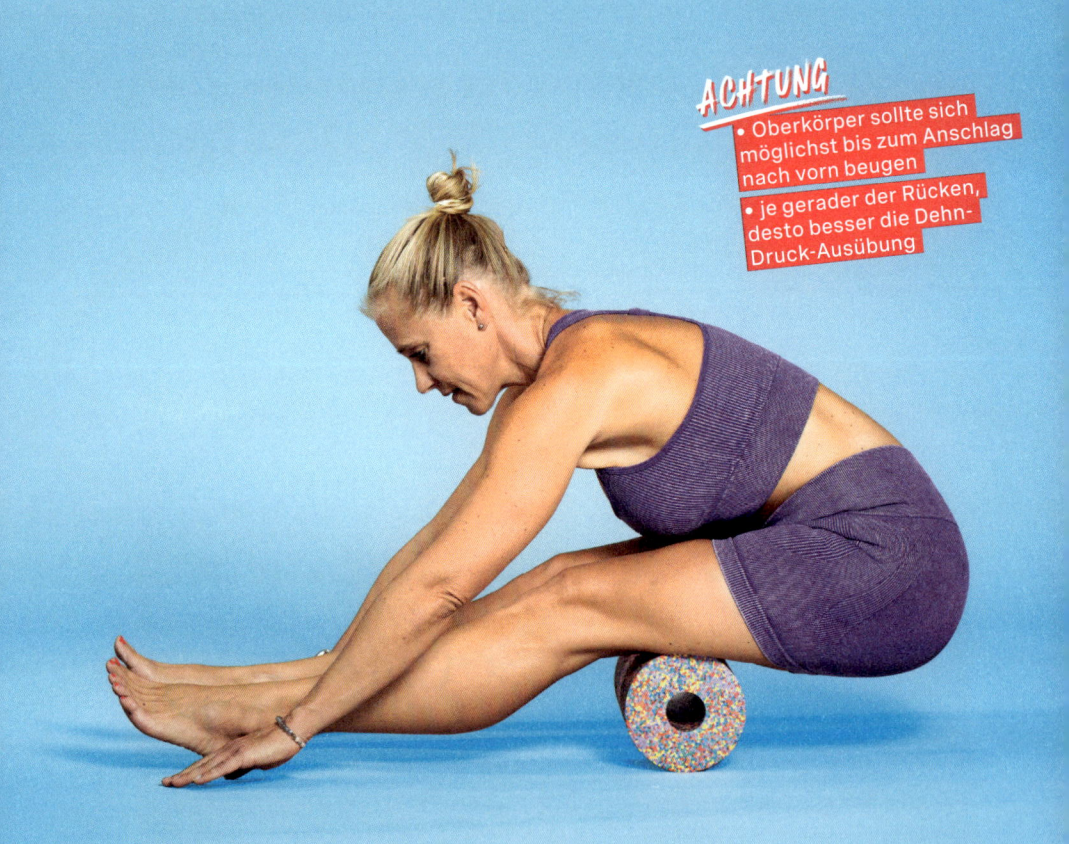

ACHTUNG
- Oberkörper sollte sich möglichst bis zum Anschlag nach vorn beugen
- je gerader der Rücken, desto besser die Dehn-Druck-Ausübung

ohne Rolle
- am Boden sitzen
- Beine lang nach vorn ausstrecken
- mit den Händen versuchen, die Zehenspitzen zu berühren

Als Hamstring bezeichnet man den rückwärtigen Teil des Oberschenkels und auch die Sehne, die dort verläuft.

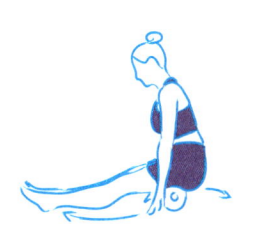

1. sich auf die Rolle oder auf den Boden setzen
2. Beine lang ausstrecken
3. Rolle nun hinter die Sitzhöcker bringen, also unterhalb des Pos
4. Oberkörper nach vorn beugen
5. mit den Händen so weit wie möglich Richtung Zehenspitzen laufen
6. ansonsten die Hände neben den Unterschenkeln belassen
7. Fersen vor und zurück bewegen, sodass die Rolle Richtung Kniekehle wandert
8. Oberkörper weiterhin möglichst vorgebeugt lassen
9. langsam mit der Rolle wieder Richtung Gesäss wandern
10. das Ganze 3–5-mal wiederholen

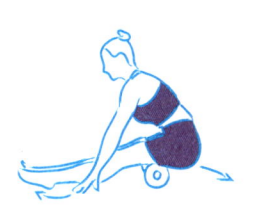

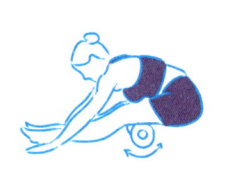

Einfach
- gerader, hüftbreiter Stand
- Hände am ausgestreckten Bein entlang Richtung Boden laufen lassen
- kleine Wippbewegungen in Richtung Boden
- unteren Rücken strecken

Fordernd
- je weiter die Hände in der Vorbeuge in Richtung Zehenspitzen kommen, desto besser die Dehn-Druck-Ausübung

Entspannung ist Trumpf
Beim Rollen sollte die zu rollende Partie immer völlig entspannt sein. Denn wenn die Muskeln arbeiten, müssen auch die Faszien ran. Dann kann keine Regeneration stattfinden.

Übung 2

LOWER BACK
(Lendenwirbelbereich)

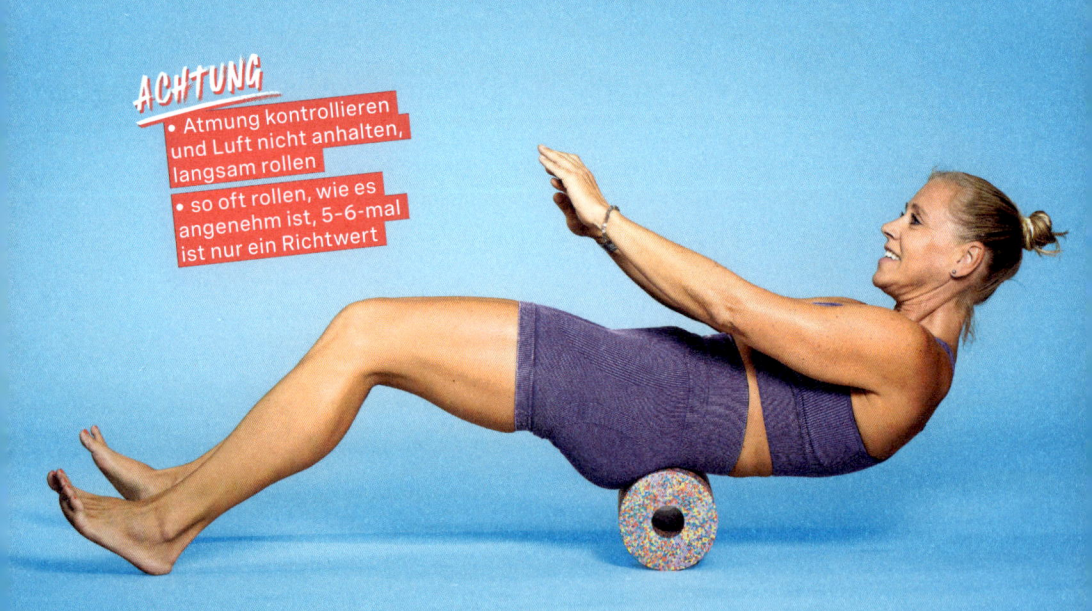

ACHTUNG
- Atmung kontrollieren und Luft nicht anhalten, langsam rollen
- so oft rollen, wie es angenehm ist, 5-6-mal ist nur ein Richtwert

ohne Rolle
- sich auf den Rücken legen und die Knie anziehen, sodass der untere Rücken vom Boden abhebt
- oberer Rücken bleibt am Boden
- Arme ziehen die Knie zur Brust
- leichtes Vor-und-zurück-Wippen
- kurz lösen und erneut die Knie zur Brust ziehen

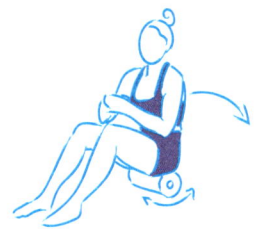

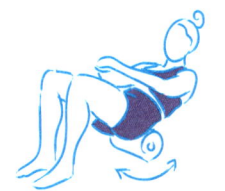

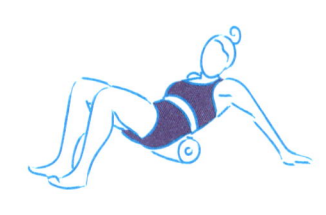

1. sich auf die Rolle setzen
2. Bauch anspannen
3. mit dem Rücken langsam Richtung Boden kommen
4. Rolle wandert langsam zum unteren Rücken
5. Arme sind parallel zu den Oberschenkeln oder du kannst die Unterarme zur Entlastung seitlich ablegen
6. Hüfte vor
7. Po in Richtung Zimmerdecke drücken
8. langsam mit den Füssen und angespanntem Bauch runterlaufen, sodass der Rücken den Druck der Rolle spürt und diese sich weiter Richtung Brustwirbelsäule bewegt
9. gleichmässig atmen
10. wieder in die entgegengesetzte Richtung zurückrollen
11. möglichst langsame Rollbewegungen
12. 5-6-mal gerade rauf und runter rollen

Einfach
- sich mit der Rolle an die Wand stellen
- Rolle an der Lendenwirbelsäule platzieren
- Füsse stehen weiter vorn
- Hüfte vorschieben
- langsam in die Knie gehen
- dabei den Rücken an die Rolle pressen

Fordernd
- Arme nicht seitlich abstützen
- beide Knie ca. 10 cm nach links und nach rechts kippen
- gleiche Ausführung wie oben angegeben

Atmen, atmen, atmen!
Beim Rollen im Besonderen, aber auch ganz allgemein ist die Atmung essenziell. Ohne Sauerstoff kommen die Informationen bei den Faszien nicht an. Der Sauerstoff ist sozusagen der Postbote und leitet die Informationen an die jeweiligen Stellen. Daher auch der häufig genannte Satz «Atme mal dorthin», damit man sich darauf konzentriert, auch weiterhin gleichmässig zu atmen.

Übung 3

UPPER BACK
(Brustwirbelbereich und Schultergürtel)

ACHTUNG
- Hüfte hochdrücken
- gleichmässig atmen
- Gesäss nicht fallen lassen
- leichter Rundrücken
- sich nicht zu weit auf eine Seite legen – sonst besteht Gefahr, die Rippen zu verletzen!

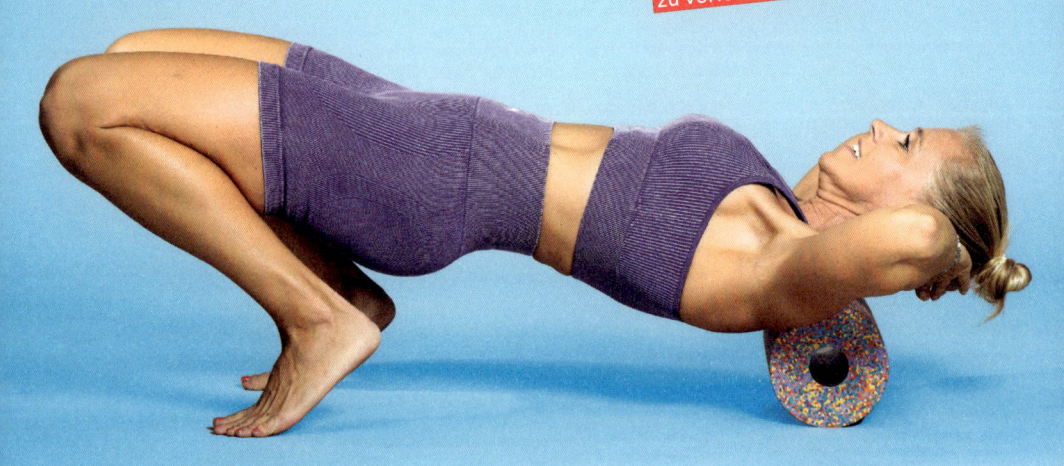

ohne Rolle
- sich auf den Boden oder die Matte knien
- Gesäss auf die Fersen und Oberkörper vorn auf den Boden bringen
- Arme neben die Beine in Richtung Füsse legen
- tief und langsam in den Brustkorb atmen (dies ist die sogenannte «child's pose»)

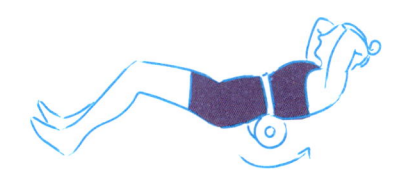

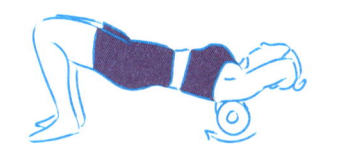

1. sich auf die Rolle setzen
2. mit dem Rücken langsam Richtung Boden kommen
3. Arme zur Unterstützung seitlich ablegen
4. Bauch anspannen
5. Hüfte beziehungsweise den Po nach oben drücken
6. mit den Füssen vorwärtslaufen, bis die Rolle im Brustwirbelbereich ankommt
7. weiterlaufen und mit dem Gesäss immer ein Stück höher kommen
8. Bauchspannung beibehalten
9. Arme auf die Hüfte legen oder Kopf damit stützen
10. tief in den Brustkorb atmen
11. ein allfälliges Knacken ist normal und kein Grund zur Beunruhigung
12. auf und ab rollen ca. 5-6-mal in langsamem Tempo wiederholen
13. atmen nicht vergessen

Hoch den Po!
Je höher du das Gesäss schiebst (Keilposition), desto mehr Druck kannst du auf den Schultergürtel und die Nackenmuskulatur bringen. Vergiss jedoch nicht, zu atmen.

Einfach
- sich an die Wand stellen
- Rolle auf Höhe der Brustwirbelsäule platzieren
- Hände hinter den Kopf legen
- Füsse stehen etwas weiter vorn
- in die Knie kommen und die Rolle Richtung Nackenmuskulatur wandern lassen
- atmen
- wieder hochkommen

Fordernd
- gleiche Position wie oben
- sich fest umarmen
- ganz leicht zu einer Seite rotieren (höchstens 5 cm)
- seitlich liegend auf und ab rollen
- nach 4-5 Rolleinheiten die Seite wechseln
- je höher die Hüfte, desto stärker der Druck

Übung 4

ARMS-AND-SHOULDERS
(Arme und Schultern)

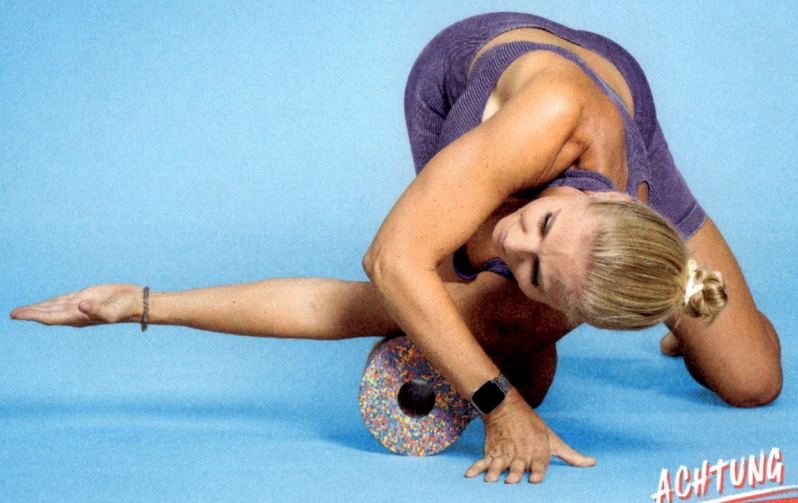

ACHTUNG
- nicht mit dem Rücken ins Hohlkreuz fallen
- den Nacken entspannt lassen und mitführen, Kopf nicht in den Nacken legen
- Atmung kontrollieren

ohne Rolle
- Oberkörper langsam über den Boden unterhalb des rechten Arms durchschieben
- Arm langsam aus der Bauchmuskulatur heraus wieder zurückziehen
- je weiter du dich mittels Brustwirbelsäulenrotation vorschiebst, desto besser die Dehnung
- dasselbe auf der rechten Seite wiederholen
- Atem gleichmässig fliessen lassen

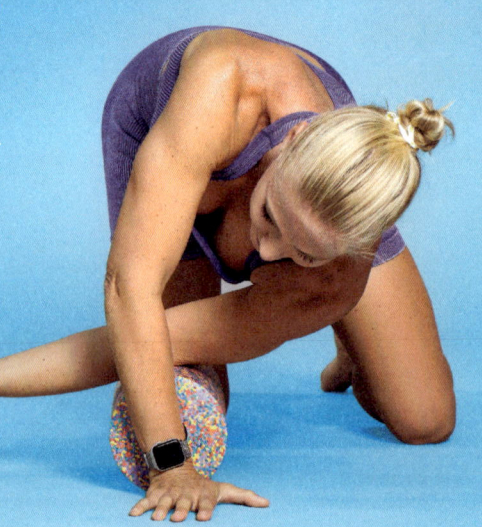

142

1. Ausgangsposition ist der Vierfüsslerstand
2. Rolle längs unter sich legen
3. linkes Handgelenk auf der Rolle unter dem Bauch platzieren oder auf dem Boden
4. Handflächen zeigen nach oben
5. rechter Arm und beide Knie stützen, sodass der linke Arm locker auf der Rolle liegt
6. mit leichtem Druck auf die Rolle den linken Arm unter dem rechten durchbringen
7. je höher die Rolle kommt, desto mehr kannst du dich auf die Rolle legen
8. so weit gehen, bis die Schultern erreicht sind
9. langsam wieder zurückrollen
10. ca. 3-5-mal wiederholen
11. dasselbe auf der rechten Seite wiederholen
12. Atem gleichmässig fliessen lassen

Einfach
- Arme nur bis zum Ellbogen durchgleiten lassen, damit du ein Gefühl dafür bekommst, wie mobil deine Wirbelsäule ist oder sein könnte

Fordernd
- mit dem Körpergewicht spielen, um den Druck auf den Armen zu erhöhen
- bei jeder erneuten Durchgabe des jeweiligen Arms die Hand drehen - einmal nach rechts, einmal nach links

Übung 5

PIRIFORMIS
(tief liegender Gesässmuskel)

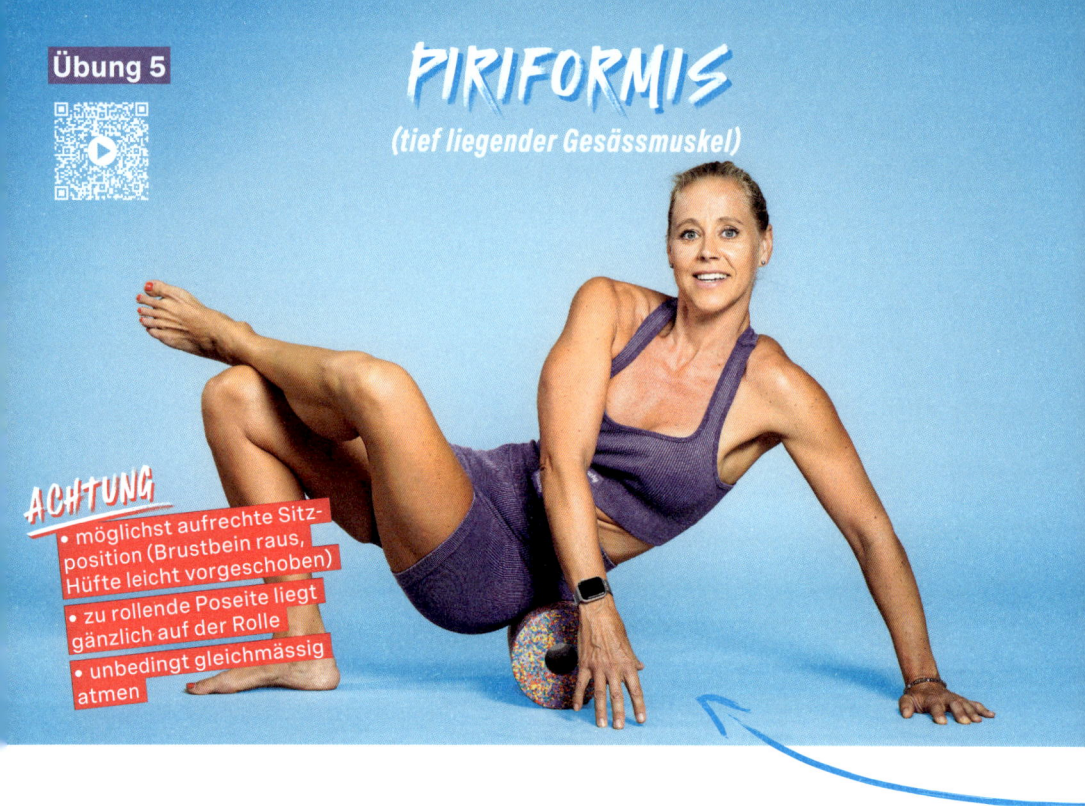

ACHTUNG
- möglichst aufrechte Sitzposition (Brustbein raus, Hüfte leicht vorgeschoben)
- zu rollende Poseite liegt gänzlich auf der Rolle
- unbedingt gleichmässig atmen

Diese Übung bedarf einer kleinen Einführung, denn ich bin mir fast sicher, dass du noch nie etwas vom «Piriformis» (Musculus piriformis) gehört hast. Dieser kleine, passive Muskel sitzt gewissermassen im Gesäss und hat die Form einer Birne. Er verbindet den Oberschenkelknochen (Femur) mit dem unteren Teil der Wirbelsäule beziehungsweise dem Becken und ist für die Aussendrehung der Hüfte mitverantwortlich. So weit, so gut. Aber wenn dieser Muskel zu viel Spannungsdruck (Tonus) bekommt, dann schmerzt er, ebenso die Strukturen, mit denen er verbunden ist. Manche sagen dann, sie hätten «Ischias», doch meistens ist es das Piriformis-Syndrom. Daher wirst du bei dieser Übung sicherlich ein deutliches «Wohlweh» verspüren – nur damit ich dich schon mal vorgewarnt habe.

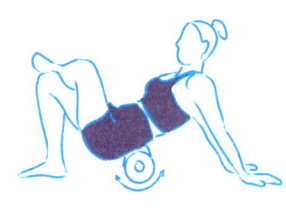

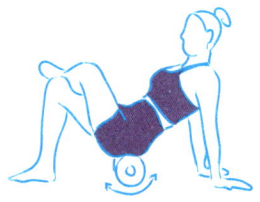

1. sich mit angewinkelten Beinen auf die Rolle setzen
2. Arme hinten am Boden abstützen
3. sich in eine relativ aufrechte Position drücken
4. linkes Sprunggelenk auf dem rechten Knie platzieren
5. linkes Bein locker lassen
6. Sitzposition auf die linke Pobacke verlagern
7. kleine, langsame Rollbewegungen vor und zurück ausführen
8. dabei gern das linke Bein leicht vor und zurück bewegen
9. 3-5-mal hin- und herrollen
10. langsam das linke Bein vom rechten Knie lösen
11. dieselbe Abfolge mit dem rechten Sprunggelenk auf dem linken Knie durchführen

Einfach
- anstatt sich mit vollem Körpergewicht auf die eine Gesässhälfte zu setzen, in der neutralen geraden Position bleiben
- dennoch vor- und zurückrollen

Fordernd
- während das Gewicht auf die linke Pobacke verlagert wird, die rechte Hand diametral zur linken bringen
- Becken öffnet sich dadurch und der Piriformis wird noch etwas länger gezogen

Die Rolle macht den Unterschied

Das Rollen des Piriformis ist in dieser Intensität nur mit einer Rolle oder einem Ball möglich. Einzig eine erfahrene Physiotherapeutin oder ein guter Masseur sind in der Lage, den Piriformis so zu erreichen, wie wir es selbst mit der Faszienrolle hinbekommen. Du kannst gern mit der Rolle und den Positionen deiner Beine und des Rückens ein wenig «spielen». Suche dir selbst deinen Weg zur Entspannung oder zur Schmerzpunktbehandlung anhand deiner Schmerzgrenze. Du kennst deinen Körper am besten.

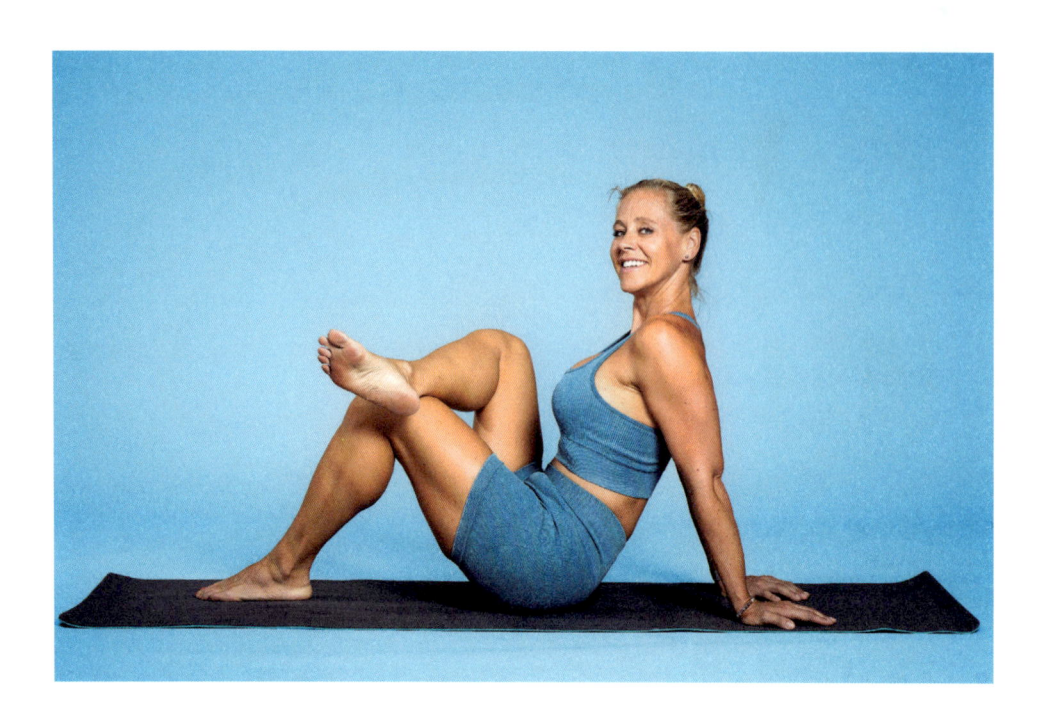

Den Piriformis ohne Rolle zu erreichen, ist nicht ganz einfach. Wenn du die Übung korrekt ausführst, solltest du ein deutliches Ziehen im Bereich des Pos verspüren.

1 sich auf den Boden setzen

2 ein Bein anwinkeln

3 das Sprunggelenk des anderen Beins (Achtung, nicht das Wadenbein oder Ähnliches!) auf dem Knie des angewinkelten Beins platzieren

4 sich mit gestreckten Armen und aufrechtem Rücken in Richtung Knie schieben

5 im Bereich des Pos sollte ein Ziehen spürbar sein

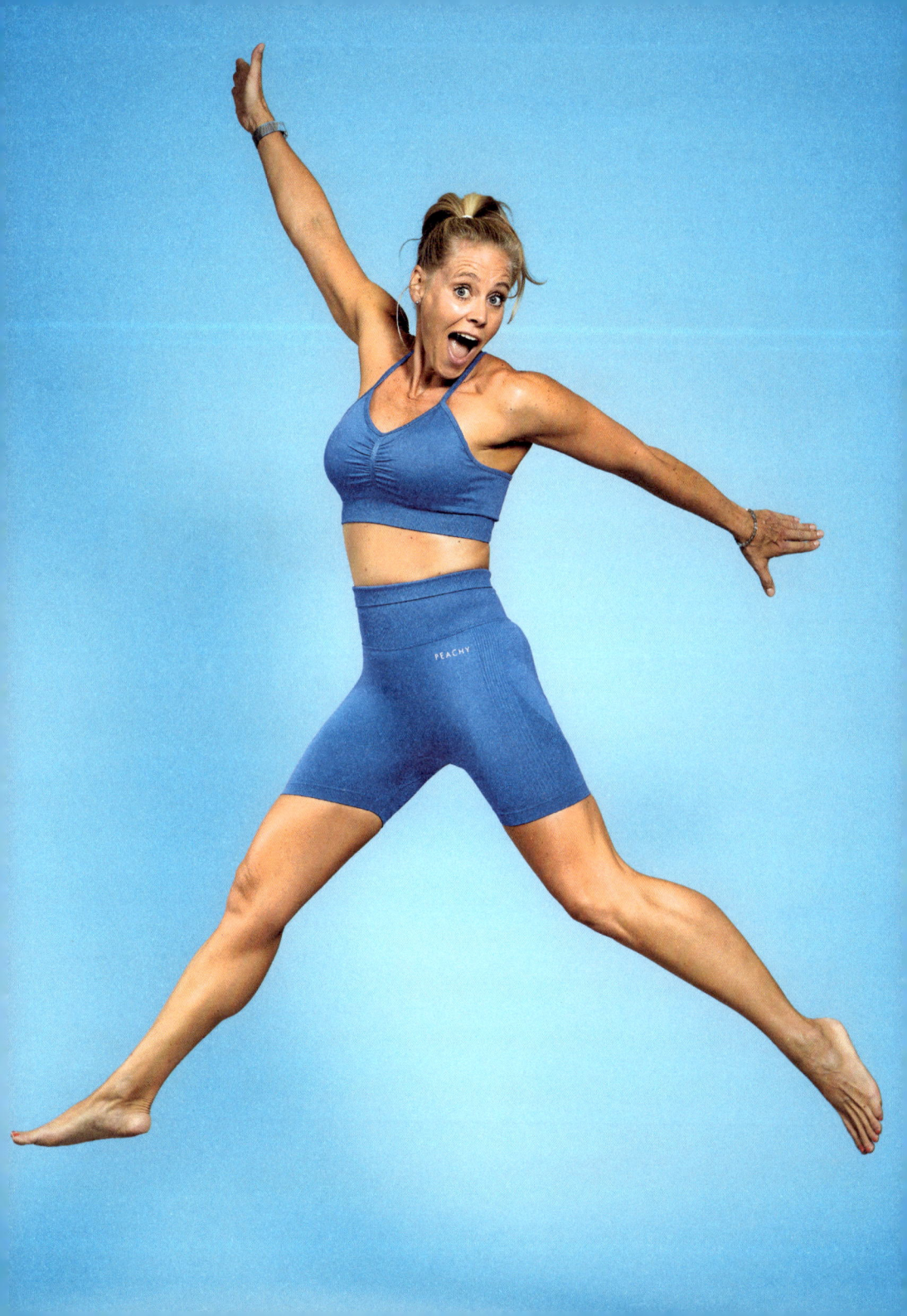

Übung 6

QUADS
(Oberschenkelmuskeln)

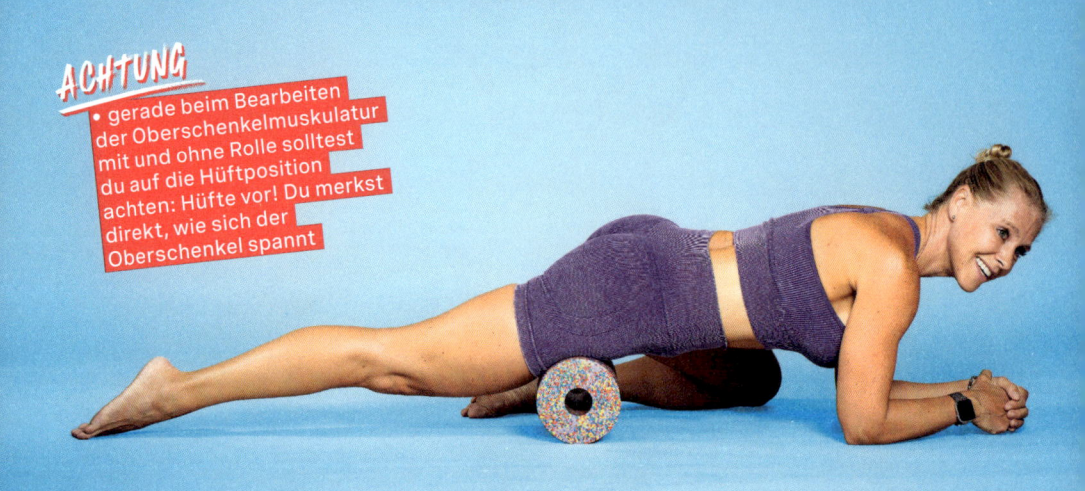

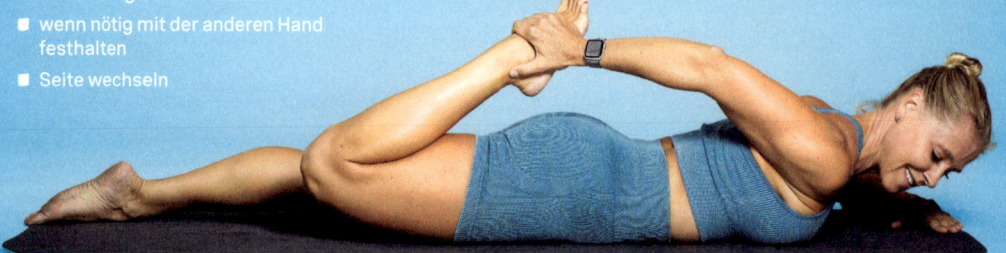

ACHTUNG
- gerade beim Bearbeiten der Oberschenkelmuskulatur mit und ohne Rolle solltest du auf die Hüftposition achten: Hüfte vor! Du merkst direkt, wie sich der Oberschenkel spannt

ohne Rolle
- sich bäuchlings auf die Matte legen
- ein Bein nach hinten anwinkeln
- Sprunggelenk des angewinkelten Beins umfassen und Richtung Gesäss ziehen
- Hüfte aktiv nach vorn und Knie in Richtung Boden drücken
- wenn nötig mit der anderen Hand festhalten
- Seite wechseln

1. sich bäuchlings auf die Matte legen
2. Rolle direkt oberhalb des einen Knies platzieren
3. das Bein, das auf der Rolle liegt, entspannen
4. Hüfte aus dem Hohlkreuz nach vorn bringen
5. mit den Händen am Boden abstützen
6. anderes Bein liegt daneben und hilft gleich beim Rollen
7. sich auf der Rolle vom Knie bis in die Hüfte drücken
8. und wieder zurück
9. nach 2-3 Rollbewegungen Fussposition des auf der Rolle liegenden Beins ändern
10. so kannst du alle Anteile des Oberschenkels rollen und entspannen
11. für jede Bahn 2-3 Rollbewegungen immer vom Knie bis in die Hüfte nutzen
12. nun auf das andere Bein wechseln

Einfach
- siehe «ohne Rolle»

Fordernd
- sich mit gestreckten Armen vom Boden hochdrücken
- dabei die Hüfte auf Vorspannung halten
- alternativ das andere Bein von hinten auf das zu rollende Bein legen - allerdings ist dafür etwas Übung gefragt

Rollen statt dehnen
Seit nicht allzu langer Zeit weiss man, dass Druck auf die Faszien über eine Rollbewegung ähnliche Auswirkungen hat wie eine statisch gehaltene Dehnung von mehreren Minuten.

Übung 7

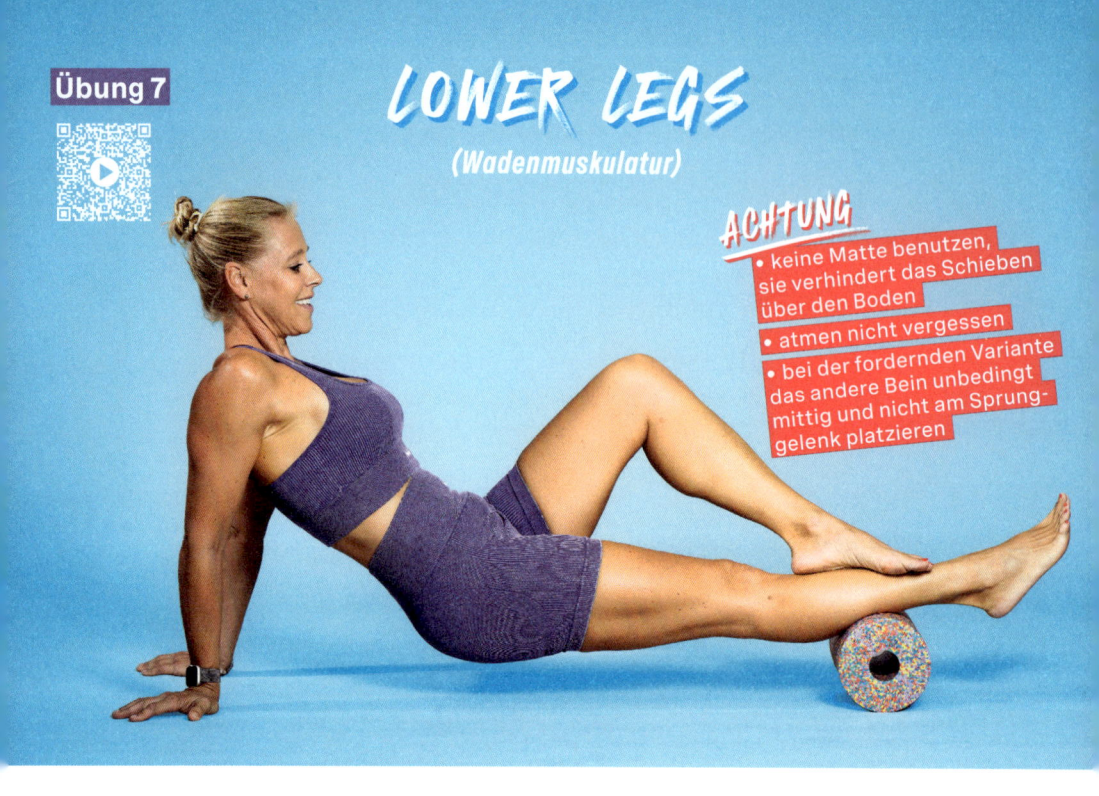

LOWER LEGS
(Wadenmuskulatur)

ACHTUNG
- keine Matte benutzen, sie verhindert das Schieben über den Boden
- atmen nicht vergessen
- bei der fordernden Variante das andere Bein unbedingt mittig und nicht am Sprunggelenk platzieren

1. sich auf den Boden (nicht auf die Matte) setzen
2. Rolle in die Achillessehne deines rechten oder linken Wadenbeins legen, direkt oberhalb der Ferse
3. mit beiden Armen rechts und links von der Hüfte abstützen
4. anderes Bein daneben aufstellen
5. dieses Bein reguliert den Druck - je mehr Unterstützung des anderen Beins, desto weniger Druck auf dem «Rollbein»
6. sich hochstützen und gleichmässig Richtung Kniekehle rollen
7. Fuss und Wade sind entspannt

8 Fuss nach jeder dritten oder vierten Rollbewegung immer um 3 cm nach aussen drehen

9 wenn der Fuss ganz aussen liegt, langsam wieder zur Mitte kommen und Rollbewegung in die andere Richtung (nach innen) beginnen

10 nun das Bein wechseln

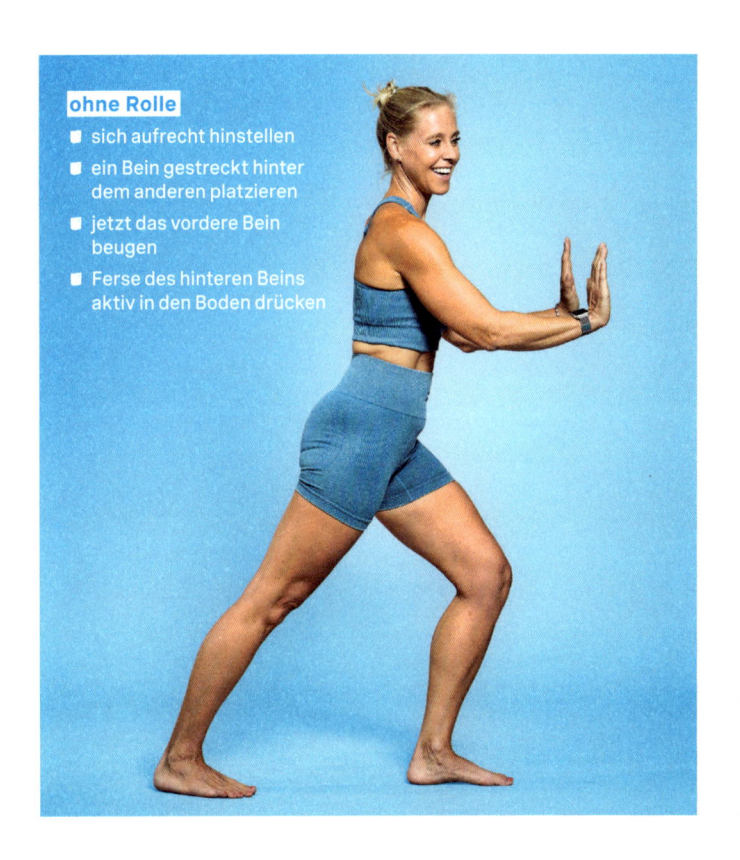

ohne Rolle
- sich aufrecht hinstellen
- ein Bein gestreckt hinter dem anderen platzieren
- jetzt das vordere Bein beugen
- Ferse des hinteren Beins aktiv in den Boden drücken

Einfach
- am Boden sitzen bleiben und sich vorwärtsschieben, bis die Rolle kurz vor der Kniekehle angelangt ist
- zurück Richtung Achillessehne ziehen

Fordernd
- anderes Bein nicht neben, sondern mittig auf dem Rollbein platzieren, etwa in der Mitte des Schienbeins
- sich hochdrücken und sich langsam Richtung Kniekehle schieben

Schmerzpunkte mit der Rolle behandeln

Bei der Wade ist es möglich, Schmerzpunkte mittels sogenannter Explosionskraft zu bearbeiten. Dazu solltest du während des Rollens einen Punkt ausfindig machen, der schmerzhaft ist, wenn du darüberrollst. Bleib nun auf diesem Punkt:

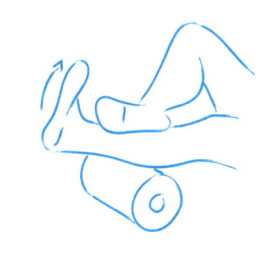

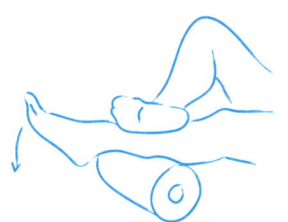

1. anderes Bein mittig auf das Rollbein setzen
2. nicht rollend weiterbewegen, sondern jetzt die Zehenspitzen des Rollbeins anziehen, bis das Bein auf Vollspannung und der Schmerzpunkt nicht mehr spürbar ist
3. jetzt den Fuss wieder fallen lassen
4. das Ganze nochmals wiederholen
5. danach in kleinen Bewegungen auf ebendieser Stelle kurz vor- und zurückrollen
6. jetzt nochmals die gesamte Wade von der Achillessehne bis zur Kniekehle langsam durchrollen
7. bei Bedarf an einem weiteren Punkt wiederholen

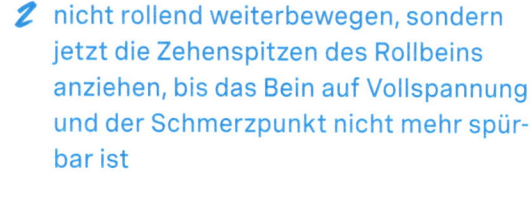

Entschuldige bitte, wenn ich dich mit der Übung ein wenig geplagt habe - aber ich verspreche dir, es lohnt sich!

Damit haben wir jetzt den grössten Teil unseres Körpers gerollt. Natürlich gibt es noch viele weitere Möglichkeiten, mit allerhand Fasziengeräten, um den Körper zu entspannen, zu regenerieren und sogar Schmerzpunkte zu behandeln. Wenn dich das Thema interessiert und du Gefallen an dieser Art von Regeneration gefunden hast, schau auch gern mal auf meinem Youtube-Kanal vorbei.

Schmerzen sind - egal wo im Körper sie auftreten - immer unangenehm. Sowohl die Medizin als auch die Pharmaindustrie haben uns lange Zeit suggeriert, dass wir uns meist nicht selbst helfen können. Aber erfreulicherweise ist hier eine Trendwende zu spüren. Wie du im Laufe des Trainings hoffentlich selbst erfahren hast, können wir mit gezieltem Muskelaufbau und bewusst ausgeführten Bewegungen sehr wohl etwas gegen unsere Schmerzen unternehmen. Ich möchte mich herzlich bei dir für dein Vertrauen bedanken und freue mich, wenn ich dir ein paar wertvolle Tipps für die Steigerung deines Wohlbefindens und die Verbesserung deiner Körperwahrnehmung mitgeben konnte.

Ich wünsche dir weiterhin viel Spass, motivierende Erfolgserlebnisse und gutes Durchhalten bei deinem Rückentraining!

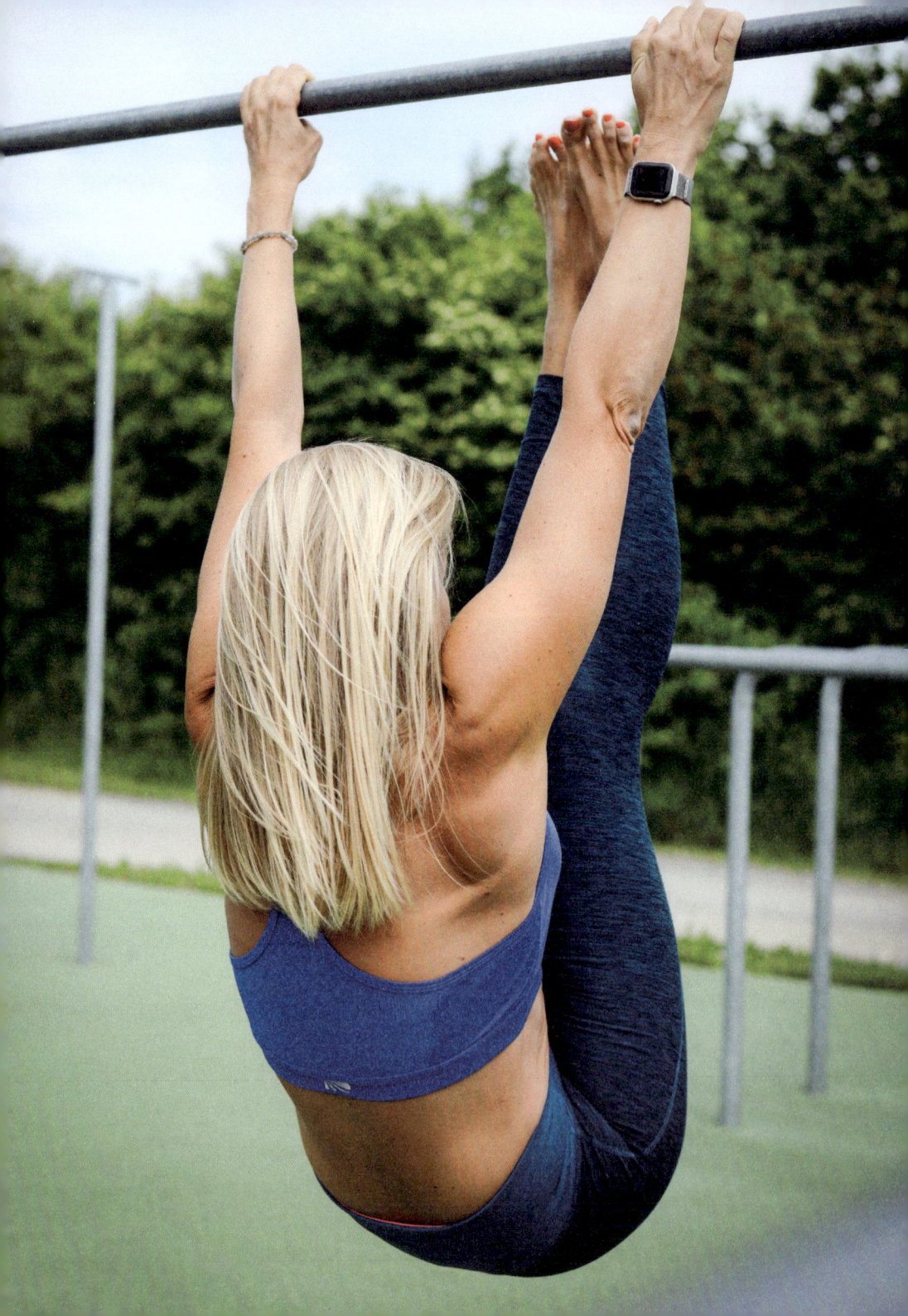

TRAININGSPLÄNE

TRAININGSPLÄNE

Du findest hier 3 exemplarische Trainingspläne für jedes Trainingsniveau - Einsteigerinnen und Einsteiger, moderate Sportlerinnen und Sportler sowie Fortgeschrittene -, damit dir der Start ins Training möglichst leicht gelingt.

Trainingsplan Einsteigerinnen und Einsteiger:

Modul 1
pro Übung 30 Sekunden ohne Pause

1. **Run-in-Place**
2. **Skater-Jacks**
3. **Kick-Punches**

danach 20 Sekunden Pause

Modul 2
pro Übung 30 Sekunden mit 20 Sekunden Pause zwischen den Übungen

1. **Bird-Dog**   20 Sekunden Pause
2. **Jumping-Jacks**   20 Sekunden Pause
3. **Squat**   20 Sekunden Pause
4. **Punching-Balls**   20 Sekunden Pause
5. **Hip-Bridge**   20 Sekunden Pause
6. **Knees-to-Elbows**   20 Sekunden Pause

60 Sekunden Pause, dann von vorne beginnen
3 Durchgänge absolvieren

Modul 3

1. Lower Back
2. Upper Back
3. Piriformis

1-Minute-Flow

Trainingsplan moderate Sportlerinnen und Sportler:

Modul 1
pro Übung 30 Sekunden ohne Pause

1. Punching-Balls
2. Side-to-Side
3. Cross-Jacks
4. Run-in-Place
5. Kick-Punches

danach 20 Sekunden Pause

Modul 2
pro Übung 40 Sekunden mit 15 Sekunden Pause zwischen den Übungen

1. Plank   15 Sekunden Pause
2. Knees-to-Elbows   15 Sekunden Pause
3. Long-Leg-Crunch   15 Sekunden Pause
4. Punching-Balls   15 Sekunden Pause
5. Good-Mornings   15 Sekunden Pause
6. High Knees   15 Sekunden Pause

60 Sekunden Pause, dann von vorne beginnen
4 Durchgänge absolvieren

Modul 3

1. Lower Back
2. Upper Back
3. Piriformis

1-Minute-Flow

Trainingsplan Fortgeschrittene:

Modul 1
pro Übung 30 Sekunden ohne Pause

1. **Run-in-Place**
2. **Side-to-Side**
3. **Up-and-down-Punches**
4. **Skater-Jacks**
5. **Knees-to-Elbows**
6. **Kick-Punches**

danach 20 Sekunden Pause

Modul 2
pro Übung 50 Sekunden mit 15 Sekunden Pause zwischen den Übungen

1. **Push-up** — 15 Sekunden Pause
2. **Shuffles** — 15 Sekunden Pause
3. **Long-Leg-Crunch** — 15 Sekunden Pause
4. **Punching-Balls** — 15 Sekunden Pause
5. **Good-Mornings** — 15 Sekunden Pause
6. **High Knees** — 15 Sekunden Pause
7. **Sumo-Squat** — 15 Sekunden Pause
8. **Down-to-Top-Jumps** — 15 Sekunden Pause

60 Sekunden Pause, dann von vorne beginnen
4 Durchgänge absolvieren

Modul 3
1. **Lower Back**
2. **Upper Back**
3. **Piriformis**
4. **Quads**
5. **Lower Legs**

1-Minute-Flow

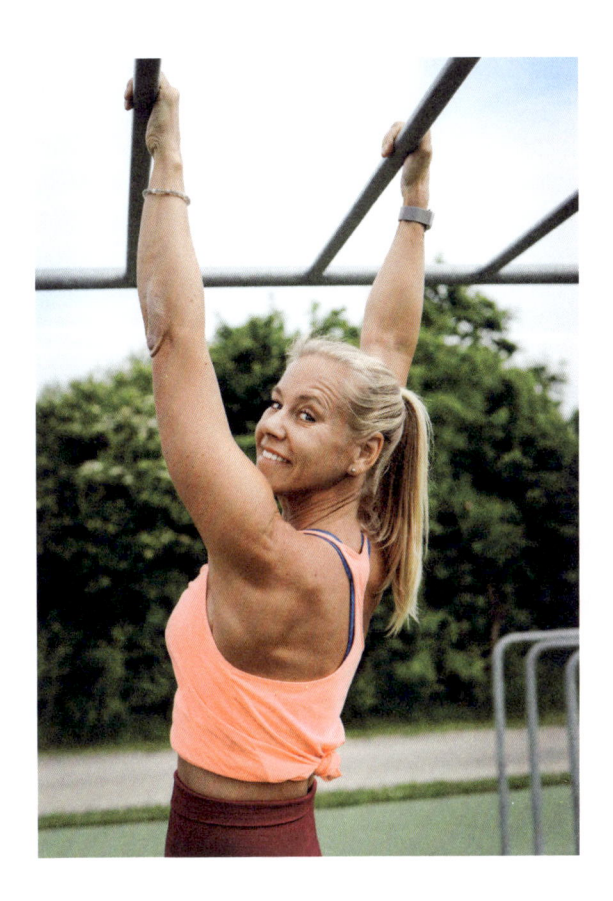

Ich freue mich sehr, dass du dir die Zeit genommen hast, mein Buch zu lesen, zu studieren und etwas für dein Wohlbefinden zu tun. Solltest du das Gefühl haben, du möchtest lieber angeleitet und direkt korrigiert werden, dann kontaktiere mich gern. Ich biete neben Personal Trainings auch Onlinecoachings an. Diese funktionieren ortsunabhängig mittels gängiger Videotelefon-Tools. Für weitere Informationen schreibe mir einfach ein Mail an: personaltrainer@ninaheinemann.com.

Auf bald!

Deine Nina